学中医必读经典口袋书

U0746576

# 医宗金鉴
## 伤寒杂病心法要诀

清·吴谦 著

赵燕宜 整理

中国健康传媒集团
中国医药科技出版社

# 内 容 提 要

《医宗金鉴》是清政府组织太医院院判吴谦等编撰的一部大型医学丛书，是清代广为流传的医学教科书，也是现代学习中医的一部重要读物，特别是其中各科的心法要诀，简明扼要，提纲挈领，朗朗上口，便于记诵，深受广大读者欢迎。为了让读者能方便携带、轻松阅读、易于背诵，特别采用了小开本的方式，以获得更为舒适的学习享受。

**图书在版编目（CIP）数据**

医宗金鉴. 伤寒杂病心法要诀 /（清）吴谦著；赵燕宜整理. —北京：中国医药科技出版社，2017. 11

（学中医必读经典口袋书）

ISBN 978 - 7 - 5067 - 9655 - 2

Ⅰ.①医… Ⅱ.①吴… ②赵… Ⅲ.①中医典籍 - 中国 - 清代②伤寒（中医）- 中医治疗法 - 中国 - 清代 Ⅳ.① R2 - 52②R254. 1

中国版本图书馆 CIP 数据核字（2017）第 250981 号

**美术编辑** 陈君杞
**版式设计** 南博文化

出版 中国健康传媒集团 | 中国医药科技出版社
地址 北京市海淀区文慧园北路甲 22 号
邮编 100082
电话 发行：010 - 62227427 邮购：010 - 62236938
网址 www. cmstp. com
规格 787 × 1092mm $\frac{1}{32}$
印张 7 $\frac{3}{8}$
字数 100 千字
版次 2017 年 11 月第 1 版
印次 2023 年 12 月第 3 次印刷
印刷 三河市百盛印装有限公司
经销 全国各地新华书店
书号 ISBN 978 - 7 - 5067 - 9655 - 2
定价 18.00 元

获取新书信息、投稿、为图书纠错，请扫码联系我们。

**版权所有 盗版必究**

举报电话：010 - 62228771

本社图书如存在印装质量问题请与本社联系调换

# 整理说明

学习中医，关键之处在于理解中医理论基础、建立中医思维模式，进而学习中医诊治技术。而最直接和准确的方法，应该是从中医经典的阅读学习入手。但是中医古籍浩如烟海，每一部都凝聚着前世医家的智慧和经验，作为一个刚刚进入中医领域的初学者，如何选择适合的经典来学习中医、服务临床成为困扰中医学子的问题。也是基于此，我们整理出版了学中医必读口袋书系列，该系列所选择书籍都是形成中医理论及传统学科体系的经典著述，从基础出发，发散各个分科，立足教学，涵盖临床。本系列包含了中医四部经典（灵枢、素问、伤寒论、金匮要略）、医宗金鉴（外科、儿科、妇科、针灸、正骨、伤寒杂病、四诊运气、名医方论）、医学三字经、脾胃论、幼科推拿秘书、小儿药证直诀、神农本草经百种录、脉经、脉诀阐微（辨症玉函）等16分册，对经典的选择，我们立足基础、易懂，摒弃了生涩难懂、较为深奥的品种，多选择了贴合现代人阅读的版本。

在整理过程中，我们以方便广大读者阅读为原则，对有些不符合现代阅读形式的版式及表述进行了调整，如《医宗金鉴》，作为清代御医的教科书，《医宗金鉴》本身已经具备了很好的教材体例，每句内容都包括了原文，"注"，"集注"三部分，原文为精简易读易记的"心法要诀"，注是《金鉴》作者对要诀所做的解释，集注是作者整理的历代医家对此的论述及观点（相当）为了让初学中医的读者能更清楚的理解书中结构和内容精髓，我们在整理过程中添加了相应标题【要诀】，将"注"改为【解释】。并且本套丛书采用小开本，方便广大师生随身携带，便于阅读。希望本系列丛书的出版，能成为您学习中医起到实用性的价值。

整理者

2017 年 9 月

# 目录

**伤寒心法要诀**……………………………… 1

伤寒传经从阳化热从阴化寒原委 / 1

太阳风邪伤卫脉证 / 2

太阳寒邪伤营脉证 / 2

风寒营卫同病脉证 / 3

误服三汤致变救逆 / 4

三阳受病传经欲愈脉证 / 5

阳明表病脉证 / 5

阳明热病脉证 / 6

阳明腑病脉证 / 6

阳明慎汗慎清慎下 / 7

少阳脉证 / 8

少阳病用柴胡汤加减法 / 8

少阳禁汗禁吐禁下 / 9

少阳可吐可汗可下 / 9

三阳合病并病 / 10

三阴受病传经欲愈脉证 / 12

太阴阴邪脉证 / 13

太阴阳邪脉证 / 13

太阴阳明表里同病 / 14

少阴阴邪脉证 / 14

少阴阳邪脉证 / 15

少阴太阳表里同病 / 15

厥阴阴邪脉证 / 16

厥阴阳邪脉证 / 17

少阴厥阴外热里寒脉证 / 17

两感 / 18

汗下失宜致变坏证 / 19

表证 / 20

里证 / 21

阳证 / 21

阴证 / 22

阳盛格阴 / 23

阴盛格阳 / 24

阳毒 / 24

阴毒 / 25

表热里热阴热阳热 / 26

恶寒背恶寒辨 / 27

恶风 / 27

头痛 / 28

项强 / 28

身痛 / 29

烦躁不眠懊憹 / 30

自汗头汗 / 31

手足汗 / 31

潮热　时热 / 32

谵语　郑声 / 33

渴证 / 33

舌苔 / 34

胸胁满痛 / 35

呕证 / 36

往来寒热如疟寒热 / 37

目眩耳聋 / 37

腹满痛 / 38

吐证 / 38

热利　寒利 / 38

但欲寐 / 39

阴阳咽痛 / 39

气上冲 / 40

饥不欲食 / 40

手足厥逆 / 41

少腹满痛 / 41

神昏狂乱蓄血发狂 / 42

循衣摸床 / 42

太阳阳邪停饮 / 43

太阳阴邪停饮 / 44

少阴阳邪停饮 / 44

少阴阴邪停饮 / 45

喘急短气 / 45

心下悸 / 47

战振栗 / 47

呃逆哕噎 / 48

结胸 / 49

痞硬 / 50

发黄 / 51

疹斑 / 52

衄血 / 53

吐血 / 53

大小便脓血 / 54

颐毒 / 55

狐惑 / 55

百合 / 56

热入血室 / 57

食复劳复 / 58

房劳复阴阳易 / 58

类伤寒五证 / 59

同伤寒十二证 / 60

易愈生证 / 64

难治死证 / 64

汇方 / 66

伤寒附法 / 75

## 杂病心法要诀 ················· 86

中风总括 / 86

中风死候 / 87

类中风总括 / 96

伤风总括 / 100

痉病总括 / 101

痉病死证 / 102

破伤风 / 103

痹病总括 / 104

周痹 / 105

痹病生死证 / 106

痹入脏腑证 / 106

痿病总括 / 110

痿痹辨似 / 110

痿病治法 / 111

脚气总括 / 112

脚气死证 / 112

内伤总括 / 114

内伤外感辨似 / 115

虚劳总括 / 125

虚劳死证 / 127

虚劳治法 / 128

痨瘵总括 / 136

痨瘵治法 / 136

自汗盗汗总括 / 138

失血总括 / 139

失血死证 / 140

失血治法 / 140

消渴总括 / 144

消渴生死 / 145

消渴治法 / 145

神之名义 / 146

神之变化 / 147

五脏神情 / 147

神病治法 / 148

癫痫总括 / 149

诸气总括 / 150

诸气辨证 / 151

诸气治法 / 152

遗精总括 / 155

浊带总括 / 156

痰饮总括 / 158

咳嗽总括 / 160

喘吼总括 / 164

喘急死证 / 164

肿胀总括 / 166

诸脉胀 单腹胀 肤胀 鼓胀 / 166

肠覃 石瘕 / 166

水胀 石水 风水 / 167

胀满水肿死证 / 168

水肿治法 / 170

疟疾总括 / 172

日作间作 / 173

疟昼夜作 / 173

疟早晏作 / 174

疟疾治法 / 174

久疟 虚疟 劳疟 / 177

痎疟疟母 / 178

霍乱总括 / 178

噎膈翻胃总括 / 179

呕吐哕总括 / 181

诸泄总括 / 182

泄泻死证 / 183

痢疾总括 / 185

痢疾死证 / 187

五色痢 休息痢治法 / 189

疸证总括 / 189

疸病死证 / 190

积聚总括 / 192

积聚难证 / 193

积聚治法 / 193

疝证总括 / 194

疝证同名异辨 / 195

诸疝治法 / 195

头痛眩晕总括 / 198

头痛眩晕死证 / 198

眼目总括 / 200

外障病证 / 201

内障病证 / 202

内外障治 / 203

牙齿口舌总括 / 205

口舌证治 / 207

咽喉总括 / 208

肩背总括 / 210

心腹诸痛总括 / 211

胸胁总括 / 213

腰痛总括 / 214

小便闭癃遗尿不禁总括 / 216

小便闭遗尿死证 / 216

治癃闭熨吐汗三法 / 217

小便不通 / 217

大便燥结总括 / 220

结燥治法 / 220

# 伤寒心法要诀

伤寒一证，仲景论中立三百九十七法，一百一十三方，神明变化，可谓既详且尽矣。其治杂证也，则有《金匮要略》分门别类，包举该括，无非示人以规矩准绳，欲其触类傍通，以应变于无穷也。但其辞旨古奥，义蕴幽深，条目繁多，未易领会，人多苦之。兹特撮其要旨，编为歌诀，俾学者便于熟读默记，融会贯通，然后再玩味全书，则易读易解，有会心之乐，而无望洋之叹矣。由此登堂入室，将见二千年来大法微言，昭如日月，不致尘封，庶几于斯道不无小补云尔。

## 伤寒传经从阳化热从阴化寒原委

**要诀** 六经为病尽伤寒，气同病异岂期然，推其形脏原非一，因从类化故多端。明诸水火相胜义，化寒变热理何难，漫言变化千般状，不外阴阳表里间。

【解释】六经，谓太阳、阳明、少阳，太阴、少阴、厥阴也。为病尽伤寒，谓六经为病，尽伤寒之变化也。气同，为天之六气，感人为病同也。病异，谓人受六气生病异也。岂期然，谓不能预先期其必然之寒热也。推其形脏原非一，谓推原其人形之厚薄，脏之虚实非一也。因从类化故多端，谓人感受邪气虽一，因其形脏不同，或从寒化，或从热化，或从虚化，或从实化，故多端不齐也。明诸水火相胜义，谓水胜则火灭，火胜则水干也。化寒变热理何难，谓邪至其经，或从阴化为寒，或从阳变为热，即水火相胜从化之理，何难明也。漫言变化千般状二句，谓伤寒变化千般，总不外乎阴阳表里间也。

## 太阳风邪伤卫脉证

**要诀** 中风伤卫脉浮缓，头项强痛恶寒风，病即发热汗自出，鼻鸣干呕桂枝功。

【解释】中风，病名也。伤卫，谓风伤卫也。脉浮缓，谓中风脉也。头痛项强，恶寒恶风，发热汗自出，鼻鸣干呕，谓中风证也。桂枝功，谓桂枝汤功能治中风虚邪也。详太阳上篇。

## 太阳寒邪伤营脉证

**要诀** 伤寒伤营脉浮紧，头疼身痛恶寒风，无汗而喘已未热，呕逆麻黄汤发灵。

【解释】伤寒，病名也。伤营，谓寒伤营也。脉浮紧，谓伤寒脉也。头疼身痛，恶寒恶风，无汗而喘，或已发热，或未发热，呕逆，谓伤寒证也。麻黄汤发，谓伤寒实邪，当与麻黄汤发汗最灵也。详太阳中篇。

## 风寒营卫同病脉证

**要诀** 中风浮紧遍身痛，头疼发热恶寒风，干呕无汗兼烦躁；伤寒身重乍时轻，浮缓呕逆无汗喘，头疼发热恶寒风，烦躁而无少阴证，营卫同病大青龙。

【解释】中风谓风伤卫之病也。头疼发热，恶风恶寒，干呕，中风之证也。浮紧，寒伤营之脉也。身疼痛，寒伤营之证也。今以中风之病而得伤寒之脉与证，更兼不汗出之表实、内热之烦躁也。伤寒，谓寒伤营之病也。身重不痛，乍有轻时，风伤卫之证也。浮缓，风伤卫之脉也。呕逆无汗而喘，头疼发热，恶寒恶风，寒伤营之证也。是以伤寒之病而得中风之脉与证，更兼太阳无汗内热之烦躁也。而无少阴证，谓无身重但欲寐之证也。营卫同病，谓风寒中伤营卫同病也。二证皆无汗实邪，故均以大青龙汤发之。详太阳下篇。

# 误服三汤致变救逆

**要诀** 伤寒酒病桂勿与，呕吐不已血脓鲜，尺迟服麻致漏汗，恶风肢急小便难，微弱汗风青龙发，厥惕悸眩热仍然，身腘振振欲擗地，桂加附子真武痊。

【解释】伤寒，谓伤寒无汗之实邪也。酒病，谓病酒状似中风也。桂勿与，谓皆勿与桂枝汤也。误与伤寒，则表气愈固，里气更逆，呕吐不已也。误与酒病，则湿热内酿，伤营吐血脓也。此皆误用桂枝汤之变证，当随其变证治之可也。尺迟，谓伤寒尺中脉迟也。服麻，谓服麻黄汤发汗，遂致汗出不止，名曰漏汗也。肢急，四肢拘急也。小便难，谓小便少而难也。伤寒脉证，当用麻黄汤发汗，若尺中脉迟，是营气不足，不可发汗。若误发之，则致漏汗恶风，四肢拘急，小便难等变证也。当以桂枝加附子汤救逆可也。微弱，谓大青龙证脉微弱也。汗风，谓大青龙证自汗恶风也。大青龙证脉不浮紧，若浮缓而微弱反汗出，是大青龙脉证未具也。误以大青龙发之，致其人厥冷筋惕，心悸头眩，热仍不退，身肉腘动也。振振欲擗地，谓耸动不已，不能兴起欲堕于地也。此皆误与大青龙汤发汗之变证，当以真武汤救逆可也。详太阳篇。

## 三阳受病传经欲愈脉证

**要诀** 伤寒一日太阳病，欲吐烦躁数急传，阳明少阳证不见，脉静身和为不传。

【解释】伤寒一日太阳受病，二日阳明受病，三日少阳受病，此其传经之常也。若初病颇欲吐，烦躁脉数急者，谓邪盛传经而不解也。二三日阳明少阳证不见，脉静身无所苦者，谓邪衰不传，欲自愈矣。

## 阳明表病脉证

**要诀** 葛根浮长表阳明，缘缘面赤额头疼，发热恶寒而无汗，目痛鼻干卧不宁。

【解释】太阳未罢，又传阳明，太阳表邪怫郁，阳明肌热，为阳明经表病也。葛根表阳明，谓葛根汤主治阳明表病也。浮长，谓阳明之表脉也。缘缘面赤连额头疼，发热恶寒无汗，目痛鼻干卧不得宁，皆谓阳明经之表证也。用葛根汤解两经之邪也。详阳明篇。

# 阳明热病脉证

**要诀** 白虎烦渴热阳明，汗出身热脉长洪，不恶寒兮反恶热，合柴兼见少阳经。

【解释】太阳已罢，而传阳明不传少阳，亦未入腑，其热渐深，表里俱热，为阳明经热病也。白虎热阳明，谓白虎汤主治阳明热病也。脉长洪，谓阳明之热脉也。烦躁口渴，引饮汗出身热，不恶寒反恶热，皆谓阳明经热病之证也。用白虎汤解阳明表里俱热也。阳明未罢，又传少阳，亦阳明热病也。合柴，谓白虎合小柴胡汤，治阳明经热证，兼见少阳经弦脉，寒热往来，口苦耳聋，目眩而呕，胸胁痛之病也。详阳明少阳篇。

# 阳明腑病脉证

**要诀** 胃实脉大腑阳明，大便难兮脾约同，蒸蒸潮热漐漐汗，满痛始可议三承。

【解释】脉大腑阳明，谓热邪入腑，阳明当脉大也。曰胃实，曰大便难，曰脾约，谓腑病受邪之不同也。脾约者，太阳阳明也。胃实者，正阳阳明也。大便难者，少阳阳明也。皆为可下之证，不无轻重之别。然必蒸蒸潮热，身肢溅溅然汗出，或满或痛，始可议其微、甚，以三承气汤、麻仁丸下之可也。详阳明篇。

## 阳明慎汗慎清慎下

**要诀**　阳明表证反有汗，桂枝加葛中风传。热证无汗亡津液，燥渴仍从白虎痊。胃实汗热原应下，恶寒浮缓表为先。欲知定硬识矢气，不转微涩下之冤。舌滑尿白小便数，便硬休攻导自安。小便数多知便硬，无苦数少是津还。

【解释】阳明表证应无汗，反有汗，是从风邪传来，仍从表治，宜用桂枝加葛根汤。阳明热证应有汗，反无汗，是或吐、或汗、或下亡其津液。若无燥渴，则从表治，若有燥渴，仍从热治，宜用白虎汤。胃实自汗潮热，原应下之，若有恶寒浮缓之表，宜先解表。表解已，乃可攻之。欲知大便硬定未定，当少与小承气汤，转矢气者，已成定硬，当与大承气汤攻之。若不转矢气者，未成定硬，攻之必溏，勿更与也。若脉微涩者，亦不可下，下之则冤死也。舌滑、尿白，里热微也，虽小便数、大便硬，其热远在广肠，亦不可下，用蜜煎猪胆导法自可安也。凡小便数多，知大便必硬，虽大便硬而无或满、或痛之苦，当审其小便日几行，日减数少，是津液还于胃中，慎不可攻，不久必自大便出也。详阳明篇。

## 少阳脉证

**要诀** 往来寒热胸胁满，脉弦目眩而耳聋，口苦默默不欲食，心烦喜呕少阳经，或渴或咳身微热，或胁硬痛腹中疼，或悸不呕尿不利，舌苔滑白小柴宗。

【解释】脉弦，谓少阳病脉也。往来寒热胸胁满，目眩耳聋，口苦默默不欲食，心烦喜呕，少阳经主证也。或渴、或咳身微热，或胁硬痛、腹中疼，或悸、不呕、尿不利、舌苔滑白者，皆少阳或有之证也。均宜小柴胡汤主之，随证加减治之可也。详少阳篇。

## 少阳病用柴胡汤加减法

**要诀** 胸烦不呕去参夏，加楼若渴半易根，腹痛去芩加芍药，心悸尿秘苓易芩，胁下痞硬枣易蛎，不渴微热桂易参，咳去参枣加干味，小柴临证要当斟。

【解释】少阳经主证，宜小柴胡汤主治也。

其或有之证，务要临证斟酌加减可也。若胸中烦而不呕，去半夏、人参，加瓜蒌实。若渴者，以半夏易栝楼根。若腹中痛，去黄芩加白芍。若心下悸，小便不利者，加茯苓去黄芩。若胁下痞硬，加牡蛎去大枣。若不渴外有微热者，去人参加桂枝微汗之。若咳者，去人参、大枣，加干姜、五味子。义详少阳篇小柴胡汤下。

## 少阳禁汗禁吐禁下

**要诀** 少阳三禁要详明，汗谵吐下悸而惊，甚则吐下利不止，水浆不入命难生。

【解释】三禁，谓少阳禁吐、禁汗、禁下也。若误发汗，则生谵语，若误吐下，则心悸而惊。少阳经，即有心下硬，不可下，下之甚，则下利不止。即有胸中满，不可吐，吐之甚，则水浆不入，变成危候，命难生也。详少阳篇。

## 少阳可吐可汗可下

**要诀** 胸满热烦栀子豉，痞硬冲喉瓜蒂平，发热恶寒肢烦痛，微呕支结柴桂宁。郁郁微烦呕不止，心下痛硬大柴攻。误下柴胡证仍在，复与柴胡振汗生。

【解释】上言其禁，恐失宜也；此言其可，贵变通也。胸满烦热，太阳少阳轻邪也，宜栀子豉汤涌之。胸满痞硬，气上冲喉不得息者，太阳、少阳重邪也，宜瓜蒂散吐之。发热恶寒，四肢烦疼微呕，心下支结，太阳、少阳表证也，宜柴胡桂枝汤，微汗两解之。郁郁微烦，呕不止，心下痛硬，少阳、阳明表里证也，宜大柴胡汤缓攻两解之。误下不致变逆，柴胡证仍在者，复与柴胡汤以和解之，若解则必蒸蒸振汗出而解，以下后虚故也。详太阳、少阳篇。

# 三阳合病并病

要诀　合病两三经同病，并病传归并一经。二阳合病满喘发，自利葛根呕半同。太少利芩呕加半，明少弦负顺长生，滑数宿食大承气，三阳合病腹膨膨，口燥身重而谵语，欲眠合目汗蒸蒸，遗尿面垢参白虎，浮大汗下禁当应。二阳并病汗不彻，面赤怫郁大青龙，表罢潮热手足汗，便难谵语大承攻。太少头项痛眩冒，心下痞硬如结胸，禁汗吐下惟宜刺，谵惊不食利多凶。

【解释】一经未罢，又传一经，二经、三经同病，而不归并一经者，谓之合病。二经、三经同病，而后归并一经自病者，谓之并病。二阳，谓太阳、阳明也。太阳则有头痛、发热、恶寒、无汗，阳明则有肌热、恶热、心烦、不眠之证，相合同病也。满喘，谓二阳合病当下利不下利，更加胸满而喘，宜麻黄汤发之。自利，谓二阳合病当有之证，宜葛根汤也。呕半，谓二阳合病，不下利但加呕者，宜葛根加半夏也。同，谓二证同用葛根一方也。太少，谓太阳、少阳合病也。太阳则有头痛发热，恶寒无汗；少阳则有寒热往来，口苦耳聋，目眩胸胁痛之证，相合同病也。利芩，谓太阳、少阳合病当自下利，宜与黄芩汤也。呕加半，谓太阳、少阳合病不自利，但加呕者，宜黄芩汤加半夏也。若不呕利而见太阳、少阳之证，非合病也，宜用柴胡桂枝汤两解之。明少，谓阳明、少阳两经之证同见下利合病也。弦负，弦为少阳木脉，木胜则土负，负则死也。顺长生，长为阳明土脉，土盛则木不能灾为顺，顺则生也。滑数，谓阳明、少阳合病，下利黏秽者，脉必滑数，是宿食也，宜大承气汤；呕酸苦者，宜大柴胡汤。三阳，谓太阳、阳明、少阳合病也。腹膨膨，谓腹胀满也。口燥，谓口中干燥也。身重，谓身重难转侧也。谵语，谓妄乱言也。欲眠，谓喜睡也。合目汗蒸蒸，谓合目出热汗也。遗尿，谓失尿不知也。面垢，谓面似有油垢也。此皆三阳热盛，津液枯竭之证，设使脉浮，禁不可汗，脉大亦不可下，惟宜用白虎加人参，益气生津清热可也。若未经汗下，津液未伤，三阳合病，轻证惟宜柴葛解肌汤，清解三阳可也。二阳，谓太阳阳明并病也。汗不彻，谓邪在太阳，发汗未彻，又传阳明也。面赤，谓邪犹怫郁于太阳、阳明之表，未并阳明之腑，宜大青龙汤解两经之热也。表罢，谓太阳证罢也。潮热、手足汗、大便难、谵语，谓已归并阳明腑也，宜大承气汤，攻阳明实热也。太少，谓太阳、少阳并病也。头项强痛，目眩昏冒，心下痞硬，如结胸证，谓太阳少阳二经之证尚未归并，其邪未定，禁不可汗下，惟宜刺大椎、肝俞、肺俞，以泻其热也。若误发汗，则必发谵语。若误吐下，则必心烦而惊，水浆不入，下利不止。变此恶候，命多凶也。义详合病并病篇。

## 三阴受病传经欲愈脉证

**要诀** 伤寒三日三阳尽，热微烦躁入阴传，其人能食而不呕，脉小尿清为不传。

【解释】伤寒三日，三阳受邪为尽，三阴当受邪，其人身热虽微，而烦躁者，谓邪去阳入阴不解也。若其人反能食而不呕，脉静小，小便清，谓邪未入于阴为不传，欲自愈也。

## 太阴阴邪脉证

**要诀** 太阴阴邪沉迟脉，吐食腹满有时疼，手足自温利不渴，理中汤主悸加苓，腹满去术加附子，吐多去术加姜生，虽吐下多还用术，渴欲得水倍术宁，欲作奔豚术易桂，干姜寒倍参腹疼。

【解释】太阴阴邪，谓邪从阴化之寒证也。脉沉迟，太阴阴邪脉也。吐食、腹满时痛，太阴里寒证也。手足自温，邪入阴也。自利不渴，脏无热也，宜理中汤主之。若心下悸，加茯苓。腹满，去术加附子。吐多，去术加生姜。虽吐若下利多，还用白术。若渴欲得饮水，仍倍加术。若脐下欲作奔豚，去术易桂。中寒倍加干姜，腹痛倍加人参。详太阴篇。

## 太阴阳邪脉证

**要诀** 阳邪嗌干腹满痛，误下时痛大实疼，大承桂枝加芍大，脉弱芍大当审行。

【解释】阳邪，谓太阴邪从阳化之热证也。嗌干，谓咽干太阴热也。腹满痛，太阴有余证也。误下，谓误下邪陷太阴当分轻重也。时痛，谓腹有时痛，有时不痛，宜桂枝加芍药汤和之。大实痛，谓腹大满痛，无时不痛，宜桂枝加大黄汤下之。兼阳明胃实，以大承气汤下之。若脉弱即当行大黄芍药，宜斟酌减之，以其人胃气弱易动也。详太阴篇。

## 太阴阳明表里同病

要诀　腹满时减复如故，此是寒虚气上从，腹满不减不大便，转属阳明乃可攻。

【解释】腹满时减，减复如故，谓腹时满时不满，而减复如常，此为太阴寒邪寒虚之气上逆之满，乃可温之证也，宜厚朴生姜甘草半夏人参汤。腹满不减，谓常常而满，终日不减，或不大便，此为转属阳明实热内壅之满，乃可攻之证也，宜大承气汤。详太阴篇。

## 少阴阴邪脉证

要诀　少阴阴邪脉沉细，背寒欲寐口中和，咽痛腹痛骨节痛，厥利清谷四逆瘥。

【解释】少阴阴邪，谓邪从阴化之寒证也。脉沉细，少阴阴邪之脉也。背寒，谓背恶寒，阳气虚也。欲寐，谓但欲寐，阴气盛也。口中和，口中不干燥也。咽痛腹痛，下利清谷，寒盛于中也。骨节疼痛，四肢厥冷，寒淫于外也，宜四逆汤，温中散寒也。详少阴篇。

## 少阴阳邪脉证

**要诀**　少阴阳邪沉细数，口燥咽干大承汤，少阴心烦不得卧，黄连阿胶是主方。

【解释】阳邪，谓少阴邪从阳化之热证也。少阴病但欲寐，阴邪则脉沉细无力，阳邪则脉加数而有力矣。始病即口燥咽干，水不上升，热之甚也。宜大承气汤急下之，泻阳救阴也。少阴病但欲寐，二三日已上变生心烦不得眠，是阳邪乘阴，阴不能静也，宜黄连阿胶汤，清阳益阴也。详少阴篇。

## 少阴太阳表里同病

**要诀**　少阴脉沉反发热，麻黄附子细辛汤，若二三日无里证，减辛加草用之良。

【解释】少阴病脉沉，为阴寒之证，当无热，今反发热，是兼有太阳表也。宜麻黄附子细辛汤，急温而散之。若二三日热仍不解，亦无里寒吐利之证，去细辛易甘草，缓温而和之。详少阴篇。

## 厥阴阴邪脉证

**要诀** 厥阴阴邪微细厥，肤冷脏厥躁难安，囊缩舌短苔滑黑，四逆当归四逆先，少满痛厥姜萸入，蛔厥静而复时烦，得食而呕蛔闻臭，烦因蛔动乌梅圆。

【解释】厥阴阴邪，谓邪从阴化之寒证也。微细，厥阴阴邪脉也。厥，谓四肢厥冷也。肤冷，谓肌肤冷也。脏厥，谓寒阴脏厥也。躁难安，谓烦躁无有安时也。囊缩，谓外肾为寒收引缩入腹也，妇人则乳缩阴收也。舌短，谓舌缩短也。苔滑黑，谓舌苔不干而色黑也。四逆，谓四逆汤也。当归四逆，谓当归四逆汤也。先者，谓先服当归四逆汤也。少满痛，谓少腹满按之痛也。厥，谓厥冷也。姜萸入，谓当归四逆汤加入吴茱萸、生姜也。蛔厥，谓厥而吐蛔也。静而复时烦，谓烦时止时烦也。得食而呕蛔闻臭，谓呕因蛔闻食臭而始呕也。烦因蛔动，谓烦因蛔动而始烦也。乌梅圆蛔厥，谓宜用乌梅丸也。详厥阴篇。

# 厥阴阳邪脉证

**要诀** 阳邪热厥厥而热，消渴热气撞心疼，烦满囊缩舌焦卷，便硬尚任大承攻，四逆不分四逆散，咳加姜味下利同，悸加桂枝腹痛附，下重薤白秘尿苓。

【解释】阳邪，谓厥阴邪从阳化之热证也。厥，谓手足寒也。厥而复热，热而复厥，是为热厥。厥微热微，厥深热深也。消渴，谓饮水多而小便少也。热气上撞心疼，是火挟木邪而逆也。烦满，谓少腹烦满也。囊缩，谓外肾为热灼，筋缩入腹也。舌焦卷，谓舌苔干焦而卷也。便硬，谓大便硬，尚可任攻，宜大承气汤。四逆，谓四肢厥冷也。不分，谓寒热之厥，疑似不分也。宜四逆散，疏达厥阴。其厥不回，再审寒热可也。或咳加生姜、五味子。下利亦加，故曰同也。心下悸加桂枝，腹痛加附子，泻利下重加薤白，秘尿不利加茯苓。详少阴厥阴篇。

## 少阴厥阴外热里寒脉证

**要诀** 少阴里寒外热证，面赤身反不恶寒，厥利清谷脉微绝，通脉四逆主之先，利止参加脉不出，葱入面色赤炎炎，腹痛加芍咽桔梗，呕加圣药用姜鲜。

【解释】少阴里寒外热之证，面赤不恶寒，格阳外热也。四肢厥冷，下利清谷，脉微欲绝，阴极里寒也，宜通脉四逆汤主之。服四逆汤下利止，脉仍不出加人参，面色赤者加葱，腹痛加芍药，咽痛加桔梗，呕加生姜。详少阴篇。

## 两感

**要诀** 一日太阳少阴病，头痛口干渴而烦。二日阳明太阴病，满不欲食身热谵。三日少阳厥阴病，耳聋囊缩厥逆寒，水浆不入神昏冒，六日气尽命难全。

【解释】两感者，脏腑表里同病也。一日，头痛，太阳也；口干烦渴，少阴也。二日，身热谵语，阳明也；腹满不欲食，太阴也。三日，耳聋，少阳也；囊缩而厥，厥阴也。传经之邪其为病也渐，两感之邪其为病也速。盖因阳邪酷烈，正不能御，所以三日后水浆不入，六腑之气欲绝，昏不知人，五脏之神已败，而不即死者，赖有胃气未尽耳，故又三日其气乃尽而死。张洁古制大羌活汤，以羌、独、芩、连辈，辛甘以散太阳之表，苦寒以清少阴之热，施之于表里不急者，固为得法也。若夫一日则头痛口干烦渴，二日则身热谵语腹满不欲食，三日则耳聋囊缩而厥，水浆不入，昏不知人，传变如此迅速，恐用大羌活汤平缓之剂，反失机宜，当遵仲景治有先后之说，审其表里孰急，随证治之，犹或可活。故于此证初病，一日表里俱热者，依少阴病得之二三日，口燥咽干之法，用大承气汤重剂以泻阳邪之烈；表里俱寒者，依少阴病始得之，反发热脉沉之法，用麻黄附子细辛汤，以解阴邪之急。二日表里俱实者，依阳明病谵语有潮热，腹满时减，减不足言之法，用大承气汤攻之；表里虚者，依三阳合病，腹满身重，面垢谵语之法，用大剂白虎加人参汤清之。三日表里热者，依厥深热亦深之法，用大承气汤下之；表里寒者，依脉微欲绝手足厥寒之法，用当归四逆加吴茱萸生姜汤温之。缓则不及事矣。其间颇有得生者，后之学者其留意焉。

## 汗下失宜致变坏证

**要诀** 太阳三日已发汗，若吐若下若温针，不解致逆成坏证，观其脉证犯何经，难辨阴阳六经证，重困垂危莫可凭，惟用独参煎冷服，鼻上津津有汗生。

【解释】太阳病三日，已发汗不解，若吐、若下、若温针，苟或相当即成解证。如其不当，不但病不解，或因而致逆变成坏证，当观其脉证，知犯何经之逆。如汗后亡阳，渴躁谵语，下后寒中，结胸痞硬，吐后内烦腹满，温针后黄、衄、惊、狂之类，随证治之可也。甚或脉微欲绝，神昏不能言，循衣摸床，叉手冒心等，重困垂危，难辨阴阳，六经莫可凭之证。此时此际，惟用人参煎汤，徐徐冷服，以待其机。倘得鼻上津津有汗，则为可生之兆也。

## 表证

**要诀** 表证宜汗太阳经，无汗发热恶寒风，头项强痛身体痛，若出自汗表虚明。

【解释】表证，谓寒邪在表，无汗发热，恶寒恶风，头项强痛，身体痛也。太阳经主表，故曰表证。有是证无汗者，皆属表实。虽有是证，若自汗出者，皆属表虚，未可轻汗，即有风邪，只宜桂枝汤解肌可也。表实无汗，重者麻黄汤主之。轻者麻桂各半汤主之。时有汗时无汗者，桂枝二麻黄一汤主之。表实躁热甚者，三黄石膏汤主之。微者，大青龙汤主之。不躁有热者，桂枝二越婢一汤主之。以上表证，不必悉具，亦不论日之多寡，但见有头痛恶寒一二证，即为表未罢，虽有里证，当先解表。表解已，乃可攻之，临证者不可不详辨也。详太阳篇。

## 里证

**要诀**　里证宜下不大便，恶热潮热汗蒸蒸，燥干谵语满硬痛，便溏为虚不可攻。

【解释】里证，谓热邪内结，不大便，恶热潮热，自汗蒸蒸，口燥舌干谵语，腹满硬痛也。阳明腑主里，故曰里证。里实者，有脾约，有胃实，有大便难，三者均为可下之证，然不无轻重之别。三承气汤、脾约丸，量其可者而与之，庶乎无过也。若便溏为里虚，即有是证不可攻也。论中有急下数证，不待便实而下之者，是下其热也，非下其结也。义详阳明、少阴篇。

## 阳证

**要诀**　阳证身轻气高热，目睛了了面唇红，热烦口燥舌干渴，指甲红兮小便同。

【解释】阳证，谓阳热之证也。不论三阴、三阳，凡见是证者，均为阳热有余也。阳主动，故身轻也。阳气盛，故气高而喘也。阳主热，故口鼻气热也。阳主寤，故目睛了了而不眠也。目睛不了了，亦有热极朦胧似不了了，然必目赤多眵，非若阴证之不了了而神短无光也。阳气热，故身热，面唇红，指甲红也。阳热入里，故心烦，口燥，舌干而渴，小便红也。表实者，三黄石膏汤发之。里实者，三承气汤下之。表里不实而热盛者，白虎解毒等汤清之可也。详三阳篇。

## 阴证

**要诀** 阴证身重息短冷，目不了了色不红，无热欲卧厥吐利，小便白兮爪甲青。

【解释】阴证，谓阴寒之证也。不论三阴、三阳，凡见是证者，均为阴寒不足也。阴主静，故身重也。阴主寐，故目不了了但欲卧也。阳气虚寒，故息短口鼻气冷也。阴淫于外，故面无红色，四肢厥冷爪甲青也。阴邪入内，故呕吐，下利清谷，小便清白也。以上皆三阴寒证，临证者以附子、四逆、理中、吴茱萸等汤，择其宜而与之可也。详三阴篇。

# 阳盛格阴

**要诀** 阳盛格阴身肢厥，恶热烦渴大便难，沉滑爪赤小便赤，汗下清宜阴自完。

【解释】经曰：阳气太盛，阴气不得相营也。不相营者，不相入也。既不相入，则格阴于外，故曰阳盛格阴也。其外证虽身肢厥冷，颇似阴寒，而内则烦渴，大便难，小便赤，恶热不欲近衣，爪甲赤，脉沉滑，一派阳实热证。汗下清三法得宜，则阳得以消，阴得以完全也。表实无汗，三黄石膏汤。里实不便，三承气汤。热盛无表里证。宜解毒白虎汤。

【集注】刘完素曰：蓄热内甚，脉须疾数，以其极热蓄甚而脉道不利，反致脉沉细欲绝，俗未明造化之理，反谓传为寒极阴毒者，或始得之，阳热暴甚，而便有此证候者，或两感热甚者，通宜解毒加大承气汤下之。后热稍退而未愈者，黄连解毒汤调之。或微热未除者，凉膈散调之。或失下热极，以至身冷脉微而昏冒将死，若急下之，则残阴暴绝必死，盖阳后竭而然也。不下亦死，宜凉膈散或黄连解毒汤，养阴退阳，积热渐以消散，则心胸再暖而脉渐以生也。

# 阴盛格阳

**要诀** 阴盛格阳色浅赤，发热不渴厥而烦，下利尿清爪青白，浮微通脉复阳还。

【解释】经曰：阴气太盛，阳气不得相营也。不相营者，不相入也。既不相入，则格阳于外，故曰阴盛格阳也。色浅赤，谓面色见浮浅之红赤色也。其外证面赤发热而烦，颇类阳热，其内则不渴，下利清谷，小便清白，爪甲青白，四肢厥冷，脉浮微欲绝，一派阴寒虚证。宜通脉四逆汤冷服之，从其阴而复其阳也。利止脉不出，加倍人参。下利无脉，宜白通加猪胆汁人尿汤。厥烦欲死，宜吴茱萸汤。

# 阳毒

**要诀** 阳毒热极失汗下，舌卷焦黑鼻煤烟，昏噤发狂如见鬼，咽疼唾血赤云斑。六七日前尚可治，表里俱实黑奴丸，热盛解毒里实下，表实三黄石膏煎。

【解释】阳毒，谓阳热至极之证也。失汗下，谓应汗不汗，应下不下，失其汗下之时也。热毒炎炎不已，故舌卷焦黑，鼻内生煤烟也。热毒内攻乘心，故神昏噤栗，发狂如见鬼神，咽疼唾血也。热毒外薄肌肤，故发赤色如锦云之斑也。六七日前，谓日浅毒未深入，故尚可治。表里俱实，谓有是证，无汗不大便者，宜黑奴丸两解之。无表里实证热盛者，宜黄连解毒汤。兼燥渴者，合白虎汤清之。里实不便者，宜解毒承气汤下之。表实无汗者，宜三黄石膏汤发之。

# 阴毒

**要诀** 阴毒寒极色青黑，咽痛通身厥冷寒，重强身疼如被杖，腹中绞痛若石坚，或呕或利或烦躁，或出冷汗温补先，无汗还阳退阴汗，急灸气海及关元。

【解释】阴毒，谓阴寒至极之证也。血脉受阴毒邪，故面色青黑也。阴毒内攻于里，故咽痛腹中绞痛也。阴毒外攻于表，故厥冷通身，重强疼痛如被杖也，独阴无阳不化，故阴凝腹若石之坚硬也。或呕吐，或下利，或烦躁，或冷汗出，皆阳虚不足或有之证，均以温补为先，宜四逆汤倍加人参。若有是证，其人无汗，宜还阳散、退阴散，温而汗之，使寒毒散而阳伸也。凡遇此证，俱宜急灸气海、关元二三百壮，随服药饵，未有不生者也。

# 表热里热阴热阳热

**要诀** 发热无时热翕翕，炊笼腾越热蒸蒸，表热尿白里热赤，外需麻桂内凉承，燥干烦渴为阳热，厥利外热属阴经，阳热宜清白虎辈，阴热四逆与白通。

【解释】发热无时热翕翕，谓发热无休止之时，若合羽外覆之表热也。炊笼腾越热蒸蒸，谓发热如炊笼蒸蒸内越之里热也。表热，热不在里，故尿白也；里热，故尿赤也。外需麻桂，谓表热无汗宜麻黄汤，有汗宜桂枝汤。内凉承，谓里热轻者宜凉膈散，重者宜三承气汤。发热兼口燥、舌干、烦渴者，为阳经之热也。发热兼厥冷、下利清谷者，属阴经之热也。阳热宜清，白虎解毒辈也。阴热宜温，四逆白通汤也。

【按】翕翕、蒸蒸发热，俱有汗，二证相类。若以翕翕之表热，误为蒸蒸之里热，下之则逆；若以蒸蒸里热，误为翕翕表热，汗之转伤。翕翕之汗热虽同蒸蒸，扪之自温，不似蒸蒸之汗热、扪之自有热气透手也。其间或有疑似难辨，又当审小便之白赤，舌苔之润燥，自可决也。

## 恶寒背恶寒辨

**要诀** 恶寒表里阴阳辨，发热有汗表为虚，发热无汗表实证，实以麻黄虚桂枝。无热恶寒发阴里，桂枝加附颇相宜，背寒口和阴附子，口燥渴阳白虎需。

【解释】恶寒一证，有表里、阴阳之辨。发热恶寒发于阳表也，有汗宜桂枝汤，无汗宜麻黄汤。无热恶寒发于阴里也，有汗宜桂枝加附子汤，无汗宜麻黄附子细辛汤。背恶寒口和，谓口中不燥而和也；阴，谓属少阴也，宜附子汤。背恶寒口燥渴，谓口中燥而渴也；阳，谓属阳明也，宜白虎加人参汤。

【按】阴阳二经，恶寒虽同，其身有热无热则异也，一则汗之，二则温之。少阴、阳明之背恶寒虽同，其口中和、口中不和则异也，一则温之，一则清之。恶寒虽属轻微之证，仲景立法可辨，他可类推矣。

## 恶风

**要诀** 风寒相因相离少，三阳俱有恶寒风，恶风属阳法从表，三阴恶寒无恶风。

【解释】风寒二者，大率多相因而少相离，

有寒时不皆无风，有风时不皆无寒，故三阳俱有恶寒恶风同见也。恶风与恶寒均表病也，法当从表；然风属阳、寒属阴，故三阴经证有恶寒而无恶风也。

## 头痛

**要诀** 三阳头痛身皆热，无热吐沫厥阴经，不便尿红当议下，尿白犹属表未清。

【解释】三阳，谓太阳、阳明、少阳也。头痛身皆热，谓三阳头痛身皆热也。三阳经头痛，法当从三阳治也。厥阴头痛，则多厥而无热，呕吐涎沫，是厥阴挟寒邪上逆也，宜吴茱萸汤温而降之。三阳头痛，若不大便，小便红赤，为里实热，法当议下，宜承气汤。若小便清白，即不大便，为里热未实，表尚未清，法当先从表治也。三阴经无头痛，惟厥阴有头痛，以其脉与督脉上会于巅也。三阴经无发热，厥阴少阴亦有发热，谓之反发热，以其藏有相火，阴盛格阳于外也。

## 项强

**要诀** 项背𩒺𩒺强，太阳，脉浮无汗葛根汤，有汗桂枝添葛入，脉沉瓜蒌桂枝方。结胸

项强如柔痉，大陷胸丸下必康。但见少阳休汗
下，柴胡去半入蒌良。

【解释】项强，太阳病也。项背强，太阳、
阳明病也。几几，拘强而甚之貌也。脉浮属二
阳之表脉也。若无汗是从伤寒传来，宜葛根
汤；有汗是从中风传来，宜桂枝加葛根汤。脉
沉，谓邪已入胸里也，宜瓜蒌桂枝汤。结胸，
谓结胸病也，项强如柔痉，谓项强背反张，有
汗如柔痉之状也，宜大陷胸丸。但见少阳，谓
太阳、少阳并病之项强。休汗下，谓邪入少
阳，不可更汗下也，宜柴胡汤去半夏加瓜蒌主
之。良，好也。瓜蒌桂枝汤方在《金匮要略》。

## 身痛

要诀　身痛未汗表实证，汗后身疼属表
虚，桂加生姜参芍药，尺迟血少建中芪，少阴
沉厥附子治，厥后汗利四逆医，风湿尽痛难转
侧，掣引烦疼桂附宜。

【解释】身痛，未汗属表实证，宜麻黄汤。
汗后身疼，属表虚证，宜桂枝新加汤，即桂枝
汤倍生姜、芍药加人参也。曰桂加，即桂枝汤
加此也。尺迟血少建中芪，谓身痛尺中脉迟，
是血少营气不足也，虽未经汗，不可发汗，宜

建中汤加黄芪以补营血也。少阴，谓身痛见少阴沉脉，四肢厥冷也。附子治，谓宜附子汤治也。厥阴，谓身痛见厥阴厥逆，汗出不止，下利清谷也。四逆医，谓以四逆汤医也。风湿，谓风湿身痛也。尽痛难转侧，是湿则令人一身尽痛不能转侧。掣引烦疼，是风则令人筋脉牵引，烦疼不宁也。桂附宜，谓宜以桂枝附子汤也。

## 烦躁不眠懊侬

**要诀** 躁身不静烦心扰，不躁难眠作热观，懊侬烦甚无冷病，惟躁阴阳表里看。诸烦无论三法后，便软栀竹等汤煎，便硬白虎三承气，躁同阴见便属寒。

【解释】身为热动而不安谓之躁，心为热扰而不宁谓之烦。烦则扰于内，躁则动于外，故有心烦而无身烦，有身躁而无心躁也。大抵烦属阳，躁属阴。若懊侬心中反复颠倒，烦不得眠，不与躁同见者，皆无冷病，当作热观也。惟躁则不然，当分表里阴阳取治。故太阳有不汗出而烦躁，谓之在表，大青龙证也。阳明有心下硬之烦躁，谓之在阳，白虎汤证也。三阴有吐利手足厥之烦躁，谓之在阴，四逆辈证也。诸烦，谓烦不眠懊憹也。无论三法后，谓不论已经、未经汗、吐、下三法之前后也。但大便不硬者，以竹叶石膏、温胆、栀子豉等汤主治可也。便硬者，量其热之深浅，以白虎、三承气汤主治可也。躁同阴见，谓躁同三阴证见，便属阴寒之躁，宜四逆、理中、吴茱萸汤主治可也。

## 自汗头汗

**要诀** 自汗热越多急下，更兼热利不休凶，头汗热蒸不得越，黄湿水火血皆成。

【解释】自汗在太阳，谓之风邪，桂枝汤证也。在阳明，谓之热越，白虎汤证也。若大热蒸蒸汗出过多，则宜调胃承气汤，急下其热，救其津也。若更兼发热下利不休，内外两脱，故凶也。头汗出，剂颈而还，则为热不得外越，上蒸于首也。或因黄郁未发，或因湿家误下，或因水结胸蒸，或因火劫热迫，或因阳明蓄血，或因热入血室，皆令成之，则当分门施治可也。

## 手足汗

**要诀** 手足濈濈然汗出，便硬尿利本当攻，寒中汗冷尿不利，攻之固瘕泻澄清。

【解释】胃主四肢为津液之主，今热聚于胃，蒸其津液，傍达于四肢，故手足濈濈然汗出，且小便自利，胃中津液必干，大便必硬，本当攻也。若中寒胃阳土虚，脾不约束，津液横溢，四肢犹如阴盛淫雨滂沱，故汗出而冷也。阳虚失运，中寒不化，故小便不利也。今虽便硬而手足汗出，非为热越者比，慎不可攻，攻之必变生，固瘕泄泻澄清不止也。

## 潮热　时热

要诀　午后一发为潮热，无休发热汗蒸蒸，时热自汗无里证，先时与药桂枝称。

【解释】潮热，阳明腑证也。阳明王于申酉，故潮热发于午后，如潮信之不失，因名之曰潮热，可下之证也。无休发热汗蒸蒸，谓发热无休止之时，热气透手溱溱有汗，名曰蒸蒸发热，亦属阳明内实，可下之证。时热自汗者，谓发热时轻时重而有自汗也，似潮热而次数，似蒸蒸而休止。潮热蒸蒸之热，则必兼有可下之证。时热时止之热，则必不兼可下之证，故曰无里证也。因其无里证，热而有汗，知风邪留连在表不已，故用桂枝主治。然必先其发热汗出之时与桂枝汤也，盖桂枝不为时热自汗者设，而为时热自汗有表无里证者设也。此处重在无里证，非谓凡有时热自汗，皆可服桂枝汤也。

## 谵语 郑声

**要诀** 谵语为实声长壮，乱言无次数更端，郑声为虚音短细，频言重复更呢喃。同阳经见均属热，同阴经见总为寒。阳无可攻当清解，阴不能温清补痊。

【解释】言语心主之也。心气实热而神有余，则发为谵语。谵语为实，故声长而壮，乱言无次数更端也。心气虚热而神不足，则发为郑声。郑声为虚，故音短而细，只将一言重复呢喃也。盖神有余，则能机变而乱言。神不足，则无机变而只守一声也。凡谵语、郑声与阳经同见者，均属热证，可以攻之；与阴经同见者，总为寒证，可以温之。若虽与阳经同见，而无可攻之证，不可攻之，当清解也；与阴经同见而无可温之证，不可温之，当清补也。

## 渴证

**要诀** 三法伤津胃燥干，阳往乘阴渴亦然，渴欲饮水少少与，莫使停留饮病干。太阳五苓尿不利，阳明白虎饮连连，少阳证具心烦渴，小柴去半粉加添。

【解释】渴病，多因或汗、或吐、或下三法伤其津液，致令胃中干燥，故引饮也。阳邪往乘三阴，太阴则嗌干，少阴则口燥，厥阴则消渴。渴在三阴，阳邪亦属热伤津液，故曰渴亦然也。三阴之渴，治法详于三阴经内。凡渴欲饮水者，当少少与之，以滋胃干，胃和则愈，若恣意与饮之，不但渴不能愈，致水停留为病也。太阳之渴用五苓散者，以水停下焦，小便不利故也。阳明之渴用白虎者，以胃热饮水连连不已也。少阳寒热往来等证已具，心烦渴者，用小柴胡汤以和解，去半夏以避燥，加花粉以生津液也。

# 舌苔

**要诀** 舌心外候本泽红，红深赤色热为轻，外红内紫为热重，滑白寒表少阳经，沉迟细紧脏寒结，干薄气液两虚空，黄黑苔润里热浅，焦干刺裂热深明，黑滑若与三阴见，水来克火百无生。

【解释】舌者心之外候，色应红泽为无病

也。若初感内外红深，则为有热。外红内紫，则为热甚。舌苔滑白，则为表寒。其苔渐厚，则为传少阳经也。热者宜辛凉汗之，寒者宜辛温汗之。在少阳者为胸中有寒，丹田有热也，小柴胡汤两解之。胸中指表也，浅也；丹田指里也，深也。非直指胸中丹田，谓半里之热未成，半表之寒犹在。故舌白一证，有寒有热也。若其苔滑厚与阴证脉同见，乃脏虚寒结，以理中加枳实温而开之。若其苔干薄与阳证同见，乃气虚液竭，以白虎加人参清而补之。若白苔渐变黄色，此为去表入里，其热尚浅，表不罢者，宜三黄石膏汤；已入里者，凉膈散。如焦干黑色，或芒刺裂纹，此为里热已深，宜栀子金花汤。兼满痛者，大承气汤。红，火色也；黑，水色也。与三阳证见，为热极反兼胜己之化，清之下之，尚可治也。若与三阴证见，则为水来克火，百无一生。治者以生姜擦之，其黑色稍退，急用附子理中、四逆辈救之可生。

## 胸胁满痛

**要诀** 邪气传里必先胸，由胸及胁少阳经。太阳脉浮惟胸满，过经不解有阳明。干呕潮热胸胁满，大柴加硝两解行。心腹引胁硬满痛，干呕尿秘十枣攻。

【解释】邪气传里必先自胸，若脉浮惟胸满而不及胁者，仍属太阳表分也，宜麻黄汤。因胸及胁者皆满者，属少阳经也，宜小柴胡汤。若十余日不解，而胸胁满，兼干呕潮热者，是少阳兼有阳明也，宜大柴胡汤加芒硝两解之。若表已解，心下及腹引胁、满硬而痛，干呕小便不利者，是停饮内实也，宜十枣汤攻之。

# 呕证

要诀　呕病因何属少阳，表入里拒故为哕。太阳之呕表不解，食谷欲呕在胃阳。太阴有吐而无呕，厥阴涎沫吐蛔长。少阴呕利有水气，饮呕相因是水乡。

【解释】呕病诸经皆有，因何属少阳也？因表邪入里，里气拒格，上逆作呕，故为哕属少阳也，宜小柴胡汤。心下硬而烦，或不大便，宜大柴胡汤。表不解之呕属太阳也，宜柴桂汤。食谷欲呕，属胃阳。胃阳，阳明也。属中寒，宜吴茱萸汤。得汤更呕属表热，宜葛根加半夏汤。呕吐涎沫，或呕吐蛔，属厥阴也，宜吴茱萸汤。吐蛔者，宜乌梅丸。呕而下利，是有水气，属少阴也，宜真武汤。饮而呕，呕而饮，饮呕相因不已，是停水也，宜五苓散。

## 往来寒热如疟寒热

**要诀** 往来寒热少阳证，寒热相因小柴胡，如疟寒热三五发，太阳麻桂等汤除。

【解释】寒而热，热而寒，寒热相因不已，故名曰往来寒热，为少阳主证，宜小柴胡汤。寒热而有作止之常，一日一次，或隔日一次，谓之疟，属杂病也。寒热而无作止之常，日三五发，谓之如疟，属太阳经未尽之表邪也，宜麻桂各半汤。若热多寒少，宜桂枝二越婢一汤。若有汗，宜桂枝二麻黄一汤。若无汗，亦宜麻桂各半汤。此皆治太阳未尽之微邪法也。

## 目眩耳聋

**要诀** 少阳目眩神自正，诸逆昏乱不能生，重暍耳聋湿温汗，不语面色变身青。

【解释】目眩者，目黑不明也。耳聋者，耳无所闻也。皆少阳经主证，非死候也。其目之明，其耳之聪，神自完整。若因三法失宜，致诸变逆坏证，目眩而神昏言乱，乃神散气脱之候，故曰不能生也。若因误发湿温家汗而不能

言语，耳聋无闻，身青面色变者，名曰重暍，
亦死证也。

## 腹满痛

**要诀** 腹满时痛不足证，腹满大痛有余
名。误下邪陷太阴里，汗热便硬转阳明。

【解释】腹满时痛为不足，桂枝加芍药汤，
不愈，用理中汤。腹满大痛为有余，桂枝加大
黄汤。此皆误下邪陷太阴之里证也。若潮热自
汗，大便硬，则为太阴之邪转属阳明也，宜大
承气汤。

## 吐证

**要诀** 中寒吐食不能食，不渴而厥吐寒
虚，得食吐渴火为逆，饮吐相因水病居。

【解释】中寒吐食，谓中寒吐食不能食也。
凡不渴而厥吐，是寒虚吐也，宜理中、吴茱萸
辈。凡渴而得食即吐，是火吐也，热实宜黄连
解毒汤。热虚宜干姜黄连黄芩汤，或竹叶石膏
汤。渴而饮，饮而吐，吐而复渴，水逆病也，
宜五苓散。

## 热利　寒利

**要诀** 热利尿红渴黏秽，寒利澄清小便

白，理中不应宜固涩，仍然不应利之瘥。

【解释】自利不渴者，属太阴寒也。下利欲饮水者，以有热故也。此以渴辨寒热也。小便黄赤，秽气稠黏者，皆热利也。小便清白，澄彻清谷，皆寒利也。热利有表证，轻者升麻葛根汤，重者葛根汤汗之。有里证者，量以三承气汤下之。无表里证，轻者宜黄芩汤，重者宜葛根黄连黄芩汤清之。寒利宜理中汤温而补之。若服理中汤不应者，此属下焦滑脱，宜赤石脂禹余粮汤固涩。仍然不应，此为清浊不分，水走大肠，宜五苓散或猪苓汤利之，可瘥也。

## 但欲寐

**要诀**　行阴嗜卧无表里，呼醒复睡不须惊，风温脉浮热汗出，多眠身重息鼾鸣。

【解释】行阴欲寐嗜卧，少阴证也。若欲寐嗜卧无表里证，身和脉小，知已解也。然解后之睡，呼之则醒，醒而又睡，是阴气来复，非阴盛困阳，不须惊也。风温亦欲寐多眠，则有脉浮发热，汗出身重，鼻息鼾鸣之别也。

## 阴阳咽痛

**要诀**　咽痛干肿为阳热，不干不肿属阴寒，阳用甘桔等汤治，阴用甘桔附姜攒。

【解释】咽痛一证，寒热皆有。咽干肿痛，为三阳热证，宜甘桔、半夏、苦酒、猪肤等汤调治。不干不肿而痛，为三阴寒证，宜四逆汤加桔梗主治也。

## 气上冲

**要诀** 气撞吐蛔厥阴本，无蛔阳表桂枝汤，少腹急引烧裈散，冲喉难息瓜蒂良。

【解释】气撞吐蛔，谓厥阴本证也。无蛔，谓气撞不吐蛔，乃邪犹在阳表也，宜桂枝汤。少腹急引，谓气上冲，更少腹引阴急痛，乃阴阳易病也，宜烧裈散。冲喉难息，谓气上冲喉，胸满难以布息，乃寒实在胸也，宜瓜蒂散。

## 饥不欲食

**要诀** 饥不欲食吐蛔厥，下后不食属阳明，懊憹头汗栀子豉，厥紧心烦邪在胸。

【解释】饥不欲食吐蛔厥，谓厥阴本证也。下后饥不能食属阳明也。阳明病则懊憹，心中烦甚，头上汗出，是热在胃中，宜栀子豉汤涌之。厥阴病则吐蛔、厥逆、脉微，今不微而紧更心烦者，非寒虚邪，是寒实邪，而在胸中，宜瓜蒂散吐之。

# 手足厥逆

**要诀** 太阴手足温无厥，少阴厥冷不能温，厥阴寒厥分微甚，热厥相因辨浅深。

【解释】太阴经无厥逆，而有手足自温。少阴经有寒厥，而无热厥。厥阴经有寒、热二厥。寒厥者，只寒而不热也。热厥者，由热而厥，由厥而热，热厥相因无休歇也。当辨阴阳浅深，以当归四逆、承气等汤施治可也。详厥阴篇。

# 少腹满痛

**要诀** 少腹满而按之痛，厥逆尿白冷膀胱，不厥血蓄小便利，小便不利水为殃。

【解释】少腹满按之痛，若四肢厥冷，小便清白者，是冷结膀胱，宜当归四逆加吴茱萸生姜汤。不厥冷，小便自利者，是血蓄膀胱，宜桃仁承气汤。小便不利者，是水蓄膀胱，宜五苓散。若大小便不利者，是水热蓄结，宜八正散。

# 神昏狂乱蓄血发狂

**要诀** 神昏胃热重阳狂，三黄三承白解汤。蓄血发狂小便利，少腹硬痛属太阳，阳明蓄血大便黑，其人如狂而喜忘，桃仁承气抵当治，须识作汗奄然狂。

【解释】神昏胃热，谓神昏是胃经热极乘心也。重阳狂，谓热入于阳则狂乱也。三黄，谓三黄石膏汤，治神昏狂乱表实无汗者也。三承，谓三承气汤，治神昏狂乱里实不便者也。白解汤，谓白虎解毒汤，治神昏狂乱，无表里证而热极者也。太阳蓄血发狂，则少腹硬痛，小便自利。若小便不利，是水热蓄也，非血蓄也。阳明血蓄如狂，则喜忘大便黑，若大便不黑，是热极也，非血蓄也。蓄血轻者，桃仁承气汤，重者抵当汤，择而用之可也。然发狂证，亦有阳盛阴虚之人，作汗将解之时，奄然发狂，溅然汗出而解者，当须识之，不可以药也。

# 循衣摸床

**要诀** 循衣摸床有二因，太阳火劫热伤阴，小便利生不利死，阳明热极热弥深，皆缘三法失成坏，脉实堪下弱难禁，虚实阴阳难辨处，独参六味可回春。

【解释】循衣摸床，危恶之证也。一因太阳火劫取汗，致阳盛伤阴。阴若未竭，则小便利，多生；阴若已竭，则小便难，多死。一因阳明热极，汗、吐、下三法失宜，致成坏证。其热弥深，脉实者，堪下则可治；脉弱者，不堪下则难治。此已成危恶坏证，往往阴阳虚实，医莫能辨，无下手处，当以大剂独参、六味、干生地黄汤，时时与之，每获生也。

## 太阳阳邪停饮

要诀　太阳阳邪有水逆，消渴发热汗出烦，小便不利水入吐，脉浮而数五苓攒。

【解释】太阳阳邪，有水逆消渴之病，谓太阳中风，有渴欲饮水，水入即吐者，名曰水逆；饮水多而小便少者，名曰消渴。发热汗出，风邪出。烦，热也。小便不利，水入则吐，饮停也。浮数，风热脉也。均宜五苓散，多服暖水，令微汗出，外解太阳，内利停水则愈。若不能饮暖水，欲饮冷水者，是热盛也，以五苓散加寒水石、石膏、滑石可也。详太阳上篇。

# 太阳阴邪停饮

**要诀** 太阳阴邪有水气，伤寒无汗热烘烘，主证干呕咳微喘，外发内散小青龙，小便不利少腹满，下利除麻共入苓，噎麻易附喘加杏，渴加花粉减半平。

【解释】太阳阴邪有水气，谓太阳伤寒表不解，发热无汗，兼有干呕而咳微喘，饮病之主证，宜以小青龙汤，外发寒邪，内散寒饮，则可愈也。或小便不利少腹满，或下利，或噎、或喘、或渴，此饮病或有之证，亦以小青龙汤主之。小便不利，少腹满，是水停下焦，大便下利，是水走大肠，俱除麻黄，共入茯苓，专渗利也。噎为内寒之甚，以麻黄易附子，散内寒也。喘气上逆，加杏仁以降逆也。渴加花粉，减去半夏，以避燥生津也。详太阳下篇。

# 少阴阳邪停饮

**要诀** 少阴阳邪有停饮，六七日反不得眠，下利而渴咳而呕，小便不利猪苓煎。

【解释】少阴阳邪有停饮，谓少阴阳邪热证，兼有停饮病也。少阴病当欲寐，至六七日反心烦不得眠，是少阴热也，下利而渴，咳呕，小便不利，是水饮停也。以猪苓汤去其热而利其水可也。详少阴篇。

## 少阴阴邪停饮

**要诀** 少阴阴邪有水气，腹痛四肢重沉疼，小便不利自下利，或咳或呕真武平。咳加干姜辛味共，小便若利去茯苓，呕去附子生姜倍，利去芍药入干宁。

**【解释】**少阴阴邪有水气，谓少阴阴寒兼有水气病也。饮病主证，谓腹痛，四肢沉重疼痛，大便自利、小便不利，宜真武汤温中利水也。饮病或有之证，或咳，或小便利，或呕，或下利。咳加生姜、细辛、五味子。小便若利去茯苓。呕，去附子倍加生姜。利，去芍药入干姜也。

## 喘急短气

**要诀** 喘息喝喝数张口，短气似喘不抬肩，促难布息为实证，短不续息作虚观，内因饮病或痰热，外因阴阳表里看，直视神昏汗润发，脉微肢厥命难全。

**【解释】**喘息，气急喝喝而数张口、抬肩、欠肚者，喘也。短气，则似喘非喘，而不张口抬肩也。二证皆胸中气病。肺主气，故属肺也。无论喘急、短气，若气促壅塞不能布息，为有余之实证。若气短空乏不能续息，为不足之虚证。内因，谓饮冷伤肺，或因痰热也。外因，谓形寒伤表，表主皮毛，肺之合也。皮毛受邪，其次及肤、及肌、及胸、及腹入胃，皆令病喘，当审阴阳表里，从化主治可也。喘急、短气，兼直视神昏，汗出润发，脉微四肢厥冷，皆死候也。与三阴寒证同见，是为阴喘，宜四逆加杏仁、五味子，虚者倍加人参。与三阳热证同见，是为阳喘，宜白虎、葛根黄芩黄连汤。与太阳表证同见，是为表喘，无汗者麻黄汤，兼烦躁者大青龙汤；有汗者桂枝加厚朴杏子汤。与阳明里证同见，是为里喘，宜大承气汤，兼结胸者，宜大陷胸丸。若兼水气，表实者，小青龙汤；表虚者及小便不利，均宜五苓散加葶苈子。里实者，宜葶苈大枣汤，兼腹胁硬痛者，宜十枣汤。里寒者，宜真武汤。若脉微细，口鼻气短喘乏，而无阴阳表里证，此气虚喘也，宜保元汤加五味子、杏仁。若喘而唾痰稠黏，喉间漉漉有声，此痰喘也，重者宜瓜蒂散、礞石滚痰丸，轻者二陈加苦葶苈子、苏子之类也。

# 心下悸

**要诀** 筑筑惕惕心动悸，怔怔忡忡不自安，饮多尿少为停水，厥冷汗后是虚寒。

【解释】心下筑筑惕惕、怔怔忡忡，谓悸病之状也。饮水多而小便少，水停心下之悸也，宜茯苓甘草汤，或五苓散。厥冷为寒，宜真武汤。汗后为虚，宜小建中汤。或不因汗后，是虚之甚也，宜炙甘草汤。

# 战振栗

**要诀** 战身耸动栗心憟，振虽耸动比战轻，故振责虚因无力，栗战相交邪正争，此证若生三法后，虚其中外逆而成，不逆因和而作解，正胜邪却战汗平。

【解释】战，谓身抖耸动也。栗，谓心内发憟也。振，亦耸动，比之于战则无力也。所以论中曰：振者，皆责其虚也。栗，邪气为之也。战，正气为之也。邪正相交故争也。此证若生于汗、吐、下之后，是虚其中外而致逆也。若不致逆，邪因以衰，正因以和而作解，则为正胜邪却，战栗汗出而平也。

# 呃逆哕噫

**要诀** 呃逆今名噫古名，不似哕哕胃里声，噫声格格连声作，原夫脐下气来冲，颇类嗳噫情自异，均属气逆治能同。虚热橘皮竹茹治，二便不利利之宁，气不归原宜都气，寒虚丁萸附理中，痞硬下利生姜泻，痞硬噫气代赭功。

【解释】今之名曰呃逆，即古之名曰噫也。噫者，气噫结有声也。世有以哕为呃逆者，盖不知哕哕之声，声从胃里出口，不似噫之格格连声，气从脐下来自冲脉，出口作声也。呃逆颇类嗳气噫气。嗳气者，因饱食太急，比时作嗳，转食气也。噫气者，因过食伤食，越时作噫，食臭气也，故曰情自异也。但均属气逆为病，故曰治能同也。呃逆之病，胃气虚竭也。兼热者，以橘皮竹茹汤加柿蒂主之。兼大便不利，以三承气汤主之。兼小便不利，以二苓散汤主之。兼肾虚不能摄冲脉之气归原，以都气汤加牛膝主之，兼寒虚，太阴手足温，以丁萸理中汤主之，少阴手足厥，更加附子。兼痞硬下利，以生姜泻心汤主之。兼痞硬噫气，以旋覆代赭石汤主之。

# 结胸

**要诀**　按之满硬不痛痞，硬而满痛为结胸，大结从心至少腹，小结心下按方疼。热微头汗为水结，漱水不咽血结名，瘀衄未尽经适断，内实沉大审的攻，抵当桃仁大小陷，误攻浮大命多倾，不实浮滑小陷证，脏结悉具躁烦凶。

【解释】伤寒下之太早则成痞硬，中风下之太早则成结胸，均为表邪乘虚入里。硬满按之而痛为结胸，实邪也。硬满按之不痛为痞硬，虚邪也。大结，谓大结胸，从心下至少腹，硬满而痛，手不可近者，宜大陷胸汤攻之。小结，谓小结胸，微结心下，按之方痛，不按不疼也，宜小陷胸汤开之。身有微热，头自汗出，兼有是证者，为水结胸也，宜大陷胸丸攻之。漱水不欲咽，兼有是证者，为血结胸也，血瘀不成衄解，或衄未尽，或妇人经来适断，皆能成之，宜抵当丸，或桃仁承气汤攻之。内实证实可攻也，沉大脉实可攻也，审其得当，则用抵当、桃仁承气、大陷胸汤丸以攻之。审若不内实，脉浮滑或脉浮大是未的也，乃小陷胸证，不可攻也，误攻之，定然凶也。脏结，谓状如结胸，舌苔白滑，脉浮而细也。悉具，谓结胸通腹，两胁皆硬满痛也，此证加之烦躁，凶死可知。

# 痞硬

**要诀** 阳证痞硬为热痞，大黄黄连泻心宁，汗出恶寒寒热痞，附子泻心两收功。误下少阳发热呕，痞满半夏泻心能。虚热水气痞下利。心烦干呕腹雷鸣，虚热水气生姜泻，痞急气逆甘草灵。桂枝表解乃攻痞，五苓烦渴利尿通。

【解释】伤寒下早则成痞硬，中风下早则成结胸，此其常也。然论中中风下早未尝无痞硬，伤寒下早亦有结胸，大抵从虚化者多为痞硬，从实化者多结胸也。阳证心下痞硬为热痞，宜大黄黄连泻心汤。若阳证汗出恶寒，为寒热痞，宜附子泻心汤。误下少阳发热而呕，心下痞满，为呕逆痞，宜半夏泻心汤。阳证误下，心下痞硬，下利，心烦干呕，腹中雷鸣，胁下有水气，致小便不利，为虚热水气之痞，宜生姜泻心汤。若有是证，胁下无水气，其痞急益甚，为虚热客气上逆之痞，宜甘草泻心汤。凡有痞者，有无汗恶寒之表，宜桂枝汤表解已，乃可以大黄黄连泻心汤攻痞也。若有痞者，与泻心汤，痞不解其人烦渴，小便不利，先以五苓散，小便利后，乃可与诸泻心汤治痞也。

## 发黄

**要诀** 湿热发黄头汗出，小便不利渴阳明。素有寒湿发汗后，黄从阴化太阴经。阳色鲜明阴色暗，太阳血蓄并狂生。表实麻翘赤小豆，茵陈里实栀子清。阴黄茵陈四逆主，便溏尿秘茵五苓。环口黧黑柔汗死，体若烟熏阳绝征。

**【解释】**阳明病应遍身有汗，谓之热越。今头汗出，身无汗，是热不得越也。渴而引饮，小便不利，是停水也。热与湿瘀，从土而化，外薄肌肉，谓之湿热发黄也。或其人素有寒湿，为表邪遏郁，或已成黄，又经发汗，传入太阴，从阴而化，谓之湿寒发黄也。阳明属阳，故其色明亮。太阴属阴，故其色晦暗也。太阳蓄血亦有发黄，多与狂病并生，法当从蓄血治也。表实无汗发黄者，宜麻黄连翘赤小豆汤汗之。里实不便者，宜茵陈蒿汤下之。无表里证热盛者，宜栀子柏皮汤清之。阴证发黄者，宜茵陈四逆汤温之。若大便溏，小便秘，发黄者，宜茵陈五苓散利之。环口黧黑柔汗者，阴黄死证也。柔汗，谓冷汗也。身体枯燥如烟熏者，阳黄死证也。

# 疹斑

**要诀** 伤寒疹斑失汗下，感而即出时气然。表邪覆郁营卫分，外泛皮脉疹疹斑。疹白疹红如肤粟，斑红如豆片连连。红轻赤重黑多死，淡红稀暗是阴寒。未透升麻消毒治，热盛三黄石膏煎，已透青黛消斑饮，双解疹疹法同前。

【解释】伤寒发斑、疹、疹，皆因汗下失宜，外邪覆郁，内热泛出而成也。惟时气传染，感而即出，亦由疫之为病烈而速也。发于卫分则为疹，卫主气，故色白如肤粟也。发于营分则为疹斑。营主血，故色红肤浅为疹，深重为斑。斑形如豆，甚则成片连属。斑疹之色红者轻，赤者重，黑者死，此以热之深浅验死生也。若其色淡红而稀暗者，皆因邪在三阳，已成斑疹入里，邪从阴化，或过服冷药所致。是为阴斑、阴疹、阴疹，法当从阴寒主治也。斑出未透，表热轻者，宜升麻葛根汤，合消毒犀角饮治之。表热重者，宜三黄石膏汤发之。已透用青黛消斑饮，加减清之。痧疹初起，表里不清，用双解散先通表里，余法同前治之可也。

## 衄血

**要诀** 阳明衄血热在里，太阳衄血热瘀经，太阳头痛目瞑兆，阳明漱水不咽征。衄后身凉知作解，不解升麻犀角清。未衄表实麻黄汗，里热犀角芩连同。

**【解释】** 阳明衄血热在里也。太阳衄血热瘀经也。太阳失汗则有头痛目瞑之兆，阳明失下则有漱水不欲咽之征。衄血之后，身凉脉静，知作解也。若仍不解，知衄未尽，热留于营也。无汗表热，宜升麻葛根合犀角地黄汤清解之；欲作衄未衄者，表实宜麻黄汤汗之，里热宜犀角地黄汤加芩、连清之。若表实里热者，则又当合二方两解之。

## 吐血

**要诀** 伤寒吐血多因逆，下厥上竭少阴经，三阳热盛宜清解，血瘀胸满痛当攻，暴吐腐臭内溃死，过多血脱面无红，犀角桃仁宜拣用，救脱圣愈及养荣。

【解释】伤寒吐血，皆因失汗、失下、火逆，以致邪热炽盛，沸腾经血故也。若血从口鼻耳目而出，小便难，此为强发少阴汗，名曰下厥上竭，为难治也。三阳热盛吐血，宜升麻葛根合犀角地黄汤，热甚加芩连清解可也。若血瘀则胸满或痛，当以桃仁承气合犀角地黄汤攻之。若暴吐腐臭之血，名曰内溃，内溃者死。若吐血过多，面唇无红色，名曰血脱。救脱，轻者以圣愈汤，重者以人参养荣汤。

# 大小便脓血

**要诀** 热在膀胱小便血，八正导赤利之佳，热瘀里急下脓血，黄连白头与桃花。

【解释】阳经之热，下注膀胱，伤其营分，热少血多，瘀成血蓄。热多血少，热迫血行，血不得蓄，而走下窍，故尿血也，以八正散、导赤散利而清之。阴经之热，转迫阳明，伤其营分，瘀则血蓄，喜忘如狂。不蓄则便血，热腐则便脓。便脓热郁，里急下重，所必然也。轻者宜黄连阿胶肠，重者白头翁汤清之，滑脱者，桃花汤涩之可也。

# 颐毒

**要诀** 伤寒发颐耳下肿，失于汗下此毒生，高肿焮红痛为顺，反此神昏命必倾。毒伏未发脉亦隐，冷汗淋漓肢若冰，烦渴不便指甲紫，颇似三阴了了轻。

【解释】伤寒颐毒，皆因汗下失宜，毒热挟少阳相火上攻而成也。若其人阳气素盛，则高肿焮红疼痛，易于成脓，故为顺也，宜连翘败毒散散之。或其人阳气素虚，或服冷药过多，遏郁毒热伏藏在里，内攻神昏，外毒漫肿，肉色不变，不疼木硬，则命必危也。毒伏未发之前，往往似三阴亡阳之证，脉隐不见，冷汗淋漓，肢冷若冰，但身轻目睛了了，烦渴不大便，指甲红紫为异，此毒发始，临治不可忽也。

# 狐惑

**要诀** 古名狐惑近名疳，狐蚀肛阴惑唇咽，病后余毒斑疹后，癖疾利后也同然，面眦赤白黑不一，目不能闭喜贪眠，潮热声哑腐秽气，能食堪药治多全。

【解释】狐惑，牙疳、下疳等疮之古名也，

近时惟以疳呼之。下疳即狐也，蚀烂肛阴；牙疳即惑也，蚀咽腐龈，脱牙穿腮破唇。毒因伤寒病后，余毒与湿䘌之为害也。或生斑疹之后，或生癣疾下利之后，其为患亦同也。其证则面色目眦或赤或白或黑，时时不一，喜睡目不能闭，潮热声哑，腐烂之处，秽气熏人。若胃壮能食，堪受攻病重药，或病之势缓，治多全也。

# 百合

**要诀** 百合百脉合一病，如寒似热药无灵，饮食起居皆忽忽，如神若鬼附其形。脉数尿时辄头痛，尿时不痛渐渐风，尿时快然但头眩，六四二十病方宁。

【解释】百合病者，谓伤寒过期，留连不解，不分经络百脉，悉合为一病也。如寒似热，诸药无灵。欲饮不能饮，欲食不能食，欲卧不能卧，欲行不能行，精神忽忽，如神若鬼附其形体，而莫知所适从也。如脉数、尿尿时辄头痛者，六十日乃愈。若尿尿时头不痛，惟渐渐然恶风寒者，四十日乃愈。若尿时快然，但头眩者，二十日乃愈。故曰六四二十病方宁也。

# 热入血室

**要诀** 妇人伤寒同一治，胎产经来热入室，昼日明了夜谵妄，小柴生地牡丹皮，无汗加麻有汗桂，汗后不解再加枝。寒热如疟加麻桂，中寒姜附不须疑，渴热白虎花粉葛，瘀血桃仁承气俱。产后胎前虽多证，不外阴阳表里医。

【解释】妇人伤寒，与男子治法同也。惟产后经来，邪热乘虚而入血室，另有治法。热入血室之证，昼日明了，夜则谵语妄见鬼状，宜小柴胡汤加生地、丹皮。若无汗则为表实，加麻黄汗之。有汗则为表虚，加桂枝解之。若有发热恶寒之表，已经发汗，虽无汗不加麻黄，再加桂枝以解之，不可复用麻黄也。若有如疟之寒热，加麻黄、桂枝两解之。若厥而下利，则为中寒，去黄芩加姜、附，不须疑也。若发热烦渴，则为里热，去半夏合白虎，或加花粉、葛根。胸胁少腹或满硬、或作痛，则为瘀血，宜合桃仁承气汤攻之。产后胎前虽有多证，不能尽述，总不外阴阳表里之治，在临证者以意消息之耳。

# 食复劳复

**要诀** 新愈脏腑皆不足，营卫肠胃未通和，多食过劳复生热，枳实栀子大黄瘥。浮汗沉下小柴解，燥呕竹叶石膏合，气虚补中益气主，阴亏六味倍参多。

【解释】新愈之后，脏腑气血皆不足，营卫未通，肠胃未和，惟宜白粥静养。若过食，胃弱难消，因复烦热，名曰食复。若过劳役复生热烦，名曰劳复。劳复者，宜枳实栀子豉汤汗之。食复者，宜枳实栀子豉加大黄汤下之。脉浮有表者，宜枳实栀子豉汤以汗解之。脉沉有里者，宜枳实栀子豉加大黄汤以下解之。若无表里证者，宜小柴胡汤以和解之。口燥烦渴喜呕者，宜竹叶石膏汤主之。若内伤气虚劳复者，宜补中益气汤主之。若犯内事阴亏者，宜六味生干地黄汤，气少者，倍加人参汤主之。

# 房劳复阴阳易

**要诀** 房劳复与阴阳易，二病情异证则同。病后犯色复自病，病传不病易之名。男女俱主烧裈散，少腹急痛引阴中，身重少气头眩晕，拘挛热气上冲胸。

【解释】男女新愈交接，因而复病，名曰房劳复。男女新愈交接，病男传不病之女，病女传不病之男，名曰阴阳易，即交易之义也。犯是病者，男以女之裈裆，女以男之裈裆烧灰，白汤或酒，日三服之则愈。少腹急痛牵引阴中，身重少气，头目眩晕，四肢拘挛，热气冲胸，是其证也。

## 类伤寒五证

### 停痰　伤食　脚气　虚烦　内痈

要诀　相类伤寒有五证，头疼发热恶风寒，停痰头项不强痛，胸满难息气冲咽。伤食恶食身无痛，痞闷失气噫作酸，脚气脚膝胫肿痛，或为干枯大便难。虚烦微热无表里，内痈能食审疼缘，肺痈喘咳胸引痛，唾黏腥臭吐脓涎，胃痈当胃痛难近，肠痈肿痛少腹坚，身皮甲错腹中急，便数似淋证中看。

【解释】类伤寒五证，初病之时，皆与太阳表证相类。一曰停痰：但胸满不得息气，上冲咽，头项不强痛，与伤寒异耳。一曰伤食：但身无痛，心下痞闷，矢气，噫气，作酸，吞酸，与伤寒异耳。一曰脚气：但病起自脚，脚膝两胫肿痛，或干枯肿痛，名曰干脚气，大便硬难，与伤寒异耳。一曰虚烦：惟发热而烦，无表里证，与伤寒异耳。一曰内痈：其状颇类伤寒，但饮食如故，有痈痛之处，与伤寒异耳。胸中隐痛，或喘或咳，吐唾腥黏，是肺痈也。当胃作痛，手不可近，是胃痈也。少腹重痛，便数似淋，身皮甲错，是肠痈也。

# 同伤寒十二证

## 冬温 寒疫 瘟疫

**要诀** 春温夏热秋清凉，冬气冷冽令之常，伤之四时皆正病，非时有气疫为殃。应冷反温冬温病，应温反冷寒疫伤，瘟疫长幼相传染，须识岁气汗攻良。

【解释】冬病伤寒，春病伤风，夏病暑病，秋病疟疾，皆四时正令之常病也。若春应暖而反寒，夏应热而反凉，秋应凉而反热，冬应寒而反温，此非其时而有其气，疫为殃也。冬应冷反温而病伤寒者，名曰冬温。春应温反寒而病伤寒者，名曰寒疫。若一时之气不正，长幼皆病，互相传染，名曰瘟疫。凡治此病，须识岁气太过不及，六淫胜复，人之强弱，脏之寒热，量其轻重，或汗或攻。轻以刘完素之双解散，重以李杲之二圣救苦丸，随证施治可也。

温病　热病

**要诀**　冬伤于寒春病温，夏日热病早
亏阴，脉浮头疼发热渴，不恶寒兮是所
因。无汗河间两解法，有汗清下早当寻，
失治昏狂诸热至，无证随经以意神。

【解释】经曰：冬伤于寒，春必病温，至夏
为热病。热病者，皆伤寒之类也。冬伤于寒，
谓冬伤正令微寒未即病也。早亏阴，谓冬不藏
精之人，或辛苦之人，汗出内外失其固密，在
冬则早已损伤肾脏阴气，阳热独治，所以至春
一感微邪，即引内热，炎炎之势，不能已矣。
故病而即渴不恶寒也。初病无汗有表证者，从
刘完素两解汤治法可也。有汗内热盛者，或清
或攻，急泻其阳而救其阴，若因循失治，昏狂
诸热证至，则缓不及事也。无证，谓表里无
证，当随六经以意消息治之，自可通神也。

风温

**要诀**　风温原自感春风，误汗灼热汗津
生，阴阳俱浮难出语，身重多眠息鼾鸣，误下
直视失溲少，被火发黄瘛疭惊，葳蕤桂枝参白
虎，一逆引日再命终。

【解释】冬伤于寒不即病者，复感春寒，名
曰温病；复感春风，名曰风温。风温有汗，不

伤寒心法要诀

可汗也。若误汗之，益助火邪，则身热如火，自汗津津不止，言语难出，身重多眠，鼻息鼾鸣也。风温阴阳脉俱浮，不可下也。若误下之，热陷膀胱，竭其津液，则直视失溲，小便少也。风湿热盛，若误以火熏蒸强汗，火旺津亡，则发黄色，瘛疭惊痫也。风温之证，不可汗下，主以葳蕤汤。若脉虚汗多，主以桂枝合人参白虎汤。一逆引日再命终，谓一逆尚可引日，若汗而又下，下而又火，则为再逆，是促命期也。

### 温疟

**要诀** 温疟得之冬中风，寒气藏于骨髓中，至春邪气不能发，遇暑烁髓消肌形，或因用力腠发泄，邪汗同出故热生，衰则气复寒后作，证同温热治相同。

【解释】经曰：温疟得之冬中于风，寒气藏于骨髓之中，至春阳气尚微，邪气不能自出，因值大暑，烁脑髓消肌肉，腠理发泄，或有所用力，邪气与汗同出，出则阴虚而阳盛，故热生也。衰则气复入，入则阳虚而阴盛，故后作寒也。其证同温热，治亦相同也。

### 湿温

**要诀** 温复伤湿湿温病，身重胸满及头疼，妄言多汗两胫冷，白虎汤加苍术苓。

【解释】温病复伤于湿，名曰湿温。其证则身重胸满，头疼妄言，多汗两胫逆冷，宜白虎汤加苍术、茯苓，温、湿两治法也。

## 中暍　温毒　风湿

**要诀**　温病中暍温毒病，证同温热热尤炎。伤湿汗出当风立，风湿发热重疼牵。

【解释】中暍，即中暑也。温热之病复中于暑，名曰温毒证；治同乎温热，但热尤盛也。伤湿之病复感于风，名曰风湿；其证发热身重，疼痛牵掣也，治法已详于身痛矣。中暍详在暑门。

## 痉证

**要诀**　痉证反张摇头噤，项强拘急转侧难，身热足寒面目赤，须审刚柔治法全。

【解释】风湿寒之邪合而为痉，其证则背反张，摇头口噤，项强拘急，转侧艰难，身热足寒，面目赤色也。须审刚柔治之可痉也。风湿盛者则有汗，为柔痉。风寒盛者则无汗，为刚痉。均以小续命汤主之。刚痉去附子，柔痉去麻黄。表实者去参、附，加羌活、独活。里实者去参、附，加芒硝、大黄。甚者则以葛根汤、桂枝加葛根汤发之。此治痉之大略也，详在痉门。

# 易愈生证

**要诀** 神清色泽亮音声，身轻肤润脉和洪，忽然口噤难言躁，脉即停伏战汗宁，饮多消散知酿汗，能食脉浮表还平，子得午解阳来济，午得子解是阴从。

【解释】易愈之病，取于神则神清，取于色则色泽，取于声则音长，取于体则身轻，取于皮则肤润，取于脉则和洪，皆一派不死之证，故曰生证也。若有如是之生证，忽然口噤不语，烦躁而甚，六脉停伏，宜谨察之，非变凶也，乃邪正交争，生战汗之候，为将愈之兆也。凡伤寒渴者，多阳证易愈，若忽然饮多寻常，消散无停，知酿汗而作解也。伤寒多不能食，若忽然能食且脉浮，知胃和邪还于表而作解也。若不即解者，阴阳未得其时也，子时得之午时必解，阳济阴生而解也，午时得之子时必解，阴从阳化而解也。

# 难治死证

**要诀** 伤寒死证阳见阴，大热不止脉失神，阴毒阳毒六七日，色枯声败死多闻。心绝烟熏阳独留，神昏直视及摇头。环口黧黑腹满利，柔汗阴黄脾败由。肺绝脉浮而无胃，汗出如油喘不休。唇吻反青肢冷汗，舌卷囊缩是肝忧。面黑齿长且枯垢，溲便遗失肾可愁。水浆不入脉代散，呃逆不已命难留。大发风温而成痉，湿温重暍促命终。强发少阴动经血，口鼻目出厥竭名。汗后狂言不食热，脉躁阴阳交死形。厥冷不及七八日，肤冷而躁暂难宁，此病名之曰脏厥，厥而无脉暴出凶，厥而下利当不食，反能食者名除中。

【解释】病有生死，治有难易。生病不药可愈，死病虽药莫救。何则？以阴阳邪正有盛衰也，正盛邪衰则生，阴盛阳衰则死。伤寒阳证，见浮大数动滑之阳脉，则易愈而生，见沉微涩弱弦之阴脉，则难治而死。故阴病见阳脉者生，阳病见阴脉者死也。大热不止，邪盛脉失神正虚，正虚邪盛，故死也。阴毒阳毒，亢极不生化也。色枯声败，内外两夺也，故均主死。形若烟熏，神昏直视摇头者，此阳邪独留，攻心而绝也。环口黧黑，腹满下利不止，柔汗阳黄者，此为脾绝也。脉但浮无胃，汗出如油，喘息不休者，此为肺绝也。唇吻反青，四肢冷汗，舌卷囊缩，此为肝绝也。面黑齿长枯垢，溲便遗失者，此为肾绝也。水浆不入，生无所赖也。脉代散，真气衰散也。呃逆无休，元气不藏也。误发风温之汗，因而成痉。误发湿温之汗，名曰重喝，皆促人命也。强发少阴汗，动其经血，从口鼻目出，名曰下厥上竭。以上皆死之候也。汗后狂言不食，仍复发热，不为汗衰，脉躁疾者，名曰阴阳交，死之形也。厥逆不回，至七八日即通，身肤冷而躁，无暂宁时者，名为脏厥，为阴邪盛极，真阳飞越也。凡厥逆而甚者，多无脉，服四逆、白通等汤，脉微续者，真阳渐复也，脉暴出者，回光反照也。凡厥逆多下利，当不能食，今反能食，名曰除中。中者，胃也。除者，去也。谓胃气已去，即反能食，亦无补于胃也。故仲景曰除中者死。凡诸病久不能食，忽然大能食而即死者，亦此类也。

## 汇方

　　桂枝汤　小建中汤　当归建中汤　黄芪建中汤　桂枝加葛根汤　桂枝新加汤当归四逆汤　当归四逆加吴茱萸生姜汤桂枝加附子汤　芍药甘草汤　桂枝甘草汤

　　**要诀**　桂枝芍药草姜枣，加饴归芪曰建中，加葛根汤加干葛，新加倍芍加参称。当归四逆归通细，更加吴萸姜用生，加附子汤加附子，去桂去芍两名兴。

【解释】桂枝汤，桂枝、芍药、甘草、生姜、大枣也。依本方倍芍药加饴糖，名小建中汤，更加当归，名当归建中汤，更加黄芪，名黄芪建中汤。依本方加葛根，名桂枝加葛根汤。依本方倍芍药加人参，名桂枝新加汤。依本方加当归、通草、细辛，名当归四逆汤，更加吴茱萸、生姜，名当归四逆加吴茱萸生姜汤。依本方加附子，名桂枝加附子汤。依本方去桂枝，名芍药甘草汤。依本方去芍药，名桂枝甘草汤。

### 桂枝去芍药加茯苓白术汤　苓桂术甘汤　茯苓甘草汤　茯苓桂枝甘草大枣汤

要诀　桂枝去芍加苓术，苓桂术甘去枣姜，茯苓甘草生姜桂，加枣除姜大枣汤。

【解释】桂枝去芍药加茯苓白术汤，即桂枝、甘草、生姜、大枣、茯苓、白术也。依本方减去大枣、生姜，即苓桂术甘汤也。茯苓甘草汤，即茯苓、甘草、桂枝、生姜也，依本方加大枣减生姜，即茯苓桂枝甘草大枣汤也。

### 葛根汤　桂枝麻黄各半汤　桂枝二麻黄一汤　桂枝二越婢一汤

要诀　葛根桂枝加麻葛，合麻桂麻各半

汤，桂二麻一麻减半，桂二越一桂倍方。

【解释】葛根汤，即桂枝汤加麻黄、葛根也。桂枝麻黄各半汤，即桂枝汤、麻黄汤二方合剂也。桂枝二麻黄一汤，即桂枝汤合减一半麻黄汤也。桂枝二越婢一汤，即越婢汤合加一倍桂枝汤也。

### 麻黄汤　大青龙汤　越婢汤　越婢加附子汤　越婢加半夏汤

要诀　麻黄麻桂甘草杏，加膏姜枣大青龙，越婢大青减桂杏，加附加半风水清。

【解释】麻黄汤，麻黄、桂枝、甘草、杏仁也。依本方加石膏、生姜、大枣，名大青龙汤。依大青龙汤减桂枝、杏仁，名越婢汤，治风水病之肌热者。若阳虚恶寒，加附子，名越婢加附子汤。喘咳上气，加半夏，名越婢加半夏汤。当分别而施治也。

### 麻黄加术汤　三拗汤　麻杏石甘汤

要诀　麻黄加术风湿痛，三拗去桂喘寒风，加膏麻杏石甘剂，外寒内热喘收功。

【解释】麻黄加术汤，即麻黄汤加白术也，治风湿在表身痛。麻黄汤去桂枝，名三拗汤，治风寒表实而喘。三拗汤加石膏，名麻杏石甘汤，治内热表寒无汗而喘。

### 麻黄附子细辛汤　麻黄附子甘草汤

要诀　麻黄附子细辛汤，减辛加草甘草方，两感太阳少阴证，能发表水里寒凉。

【解释】麻黄附子细辛汤，即此三味也。去细辛加甘草，名麻黄附子甘草汤，不但能发两感太阳、少阴表热里寒之证，且能发太阳、少阴表水里寒之肿也。

### 小青龙汤　附子汤　真武汤

要诀　桂芍干姜辛半味，麻黄甘草小青龙，附子术附参苓芍，真武无参有姜生。

【解释】小青龙汤，桂枝、白芍、干姜、细辛、半夏、五味子、麻黄、甘草也。附子汤，白术、附子、人参、茯苓、白芍也。真武汤，即附子汤除去人参加生姜也。

### 干姜附子汤　白通汤　白通加人尿猪胆汁汤　四逆汤　通脉四逆汤　茯苓四逆汤　理中汤　桂枝人参汤　附子理中汤治中汤

要诀　姜附加葱白通剂，更加尿胆治格阳，加草四逆葱通脉，加参茯苓四逆方。理中参术干姜草，加桂桂枝人参汤。加附名曰附子理，加入青陈治中汤。

【解释】干姜、附子，名曰干姜附子汤。依本方加葱，名曰白通汤，更加人尿、猪胆汁，

金医鉴宗

订正仲景全书杂病心法要诀

伤寒心法要诀

名白通加人尿猪胆汁汤。依本方加甘草，名四
逆汤，更加葱白，名通脉四逆汤。依四逆汤
方，加人参、茯苓，名茯苓四逆汤，温中利
水。人参、白术、干姜、甘草，名理中汤。依
理中汤方加桂枝，名桂枝人参汤。依理中汤方
加附子，名附子理中汤。依理中汤方加青皮、
陈皮，名治中汤，温中理气。

### 五苓散　春泽汤　五苓甘露饮　苍附五苓散　茵陈五苓散　胃苓汤

**要诀**　五苓停水尿不利，内蓄膀胱外太
阳，二苓泽术桂分用，虚渴加参春泽汤，甘露
寒水膏滑入，苍附内寒附子苍，茵陈发黄小便
涩，食泻合胃胃苓方。

【解释】五苓散，即茯苓、猪苓、泽泻、白
术、桂枝也。治水停小便不利，少腹满，则为
内蓄膀胱。若不兼太阳头痛、恶寒、发热、自
汗之表，则不用桂枝而用肉桂，故曰桂分用
也。治诸虚饮渴，加人参，名春泽汤。治水停
内热。加寒水石、滑石、石膏，名五苓甘露
饮。治水停内寒，加附子、苍术，名苍附五苓
散。治内瘀湿热，小便不利，发黄，加茵陈名
茵陈五苓散。治停水伤食泄泻，合平胃散名胃
苓汤。

### 栀子豉汤　栀子甘草豉汤　栀子生姜

豉汤 枳实栀子豉汤 枳实栀子豉加大黄
汤 栀子干姜汤 栀子厚朴汤

**要诀** 栀豉加草加生姜，枳实栀豉加大
黄，去豉栀子干姜入，枳朴栀子厚朴汤。

【解释】栀子、淡豆豉，名栀子豉汤。加甘
草名栀子甘草豉汤，加生姜名栀子生姜豉汤，
加枳实名枳实栀子豉汤。依枳实栀子豉方加大
黄，名枳实栀子豉加大黄汤。去豉加干姜，名
栀子干姜汤。去豉加枳实、厚朴，名栀子厚
朴汤。

### 麻黄连翘赤小豆汤 栀子柏皮汤 茵陈蒿汤

**要诀** 麻黄连翘赤小豆，梓皮杏草枣生
姜，栀子柏皮茵陈草，茵陈蒿汤茵栀黄。

【解释】麻黄连翘赤小豆汤，即麻黄、连
翘、赤小豆、生梓白皮、杏仁、甘草、大枣、
生姜也。如无梓皮，以茵陈代之。栀子柏皮
汤，即栀子、黄柏、甘草也，此方当有茵陈。
茵陈蒿汤，即茵陈、栀子、大黄也。

### 大黄黄连泻心汤 附子泻心汤 甘草泻心肠 半夏泻心肠 生姜泻心肠 旋覆代赭石汤

**要诀** 大黄黄连泻心浸，附子煮汁大连

芩，甘草芩连干半枣，半夏同上更加参，生姜
泻心生姜入，覆赭姜枣半甘参。

【解释】大黄黄连泻心汤，即大黄、黄连，
滚汤浸而服也。附子，谓附子泻心汤也，附子
煎汁，大黄、黄连、黄芩，浸而对服。甘草泻
心汤，即甘草、黄芩、黄连、干姜、半夏、大
枣也。半夏泻心汤，即同上方加人参也。生姜
泻心汤，即半夏泻心方再加生姜也。旋覆代赭
石汤，即旋覆花、代赭石、甘草、半夏、大
枣、生姜、人参也。

十枣汤　白散方　调胃承气汤　大陷
胸汤　大陷胸丸　小陷胸汤

要诀　十枣芫花甘遂戟，白散桔贝巴霜
俱，调胃大黄芒硝草，大陷去草入遂须，为丸
更加杏葶蜜，小陷连半瓜蒌实。

【解释】十枣汤，即十枚大枣，芫花、甘
遂、大戟也。白散，即桔梗、贝母、巴豆霜
也。调胃承气汤，即大黄、芒硝、甘草也。大
陷胸汤，即调胃承气汤去甘草加甘遂些须也。
大陷胸丸，即大陷胸汤加杏仁、苦葶苈子、蜜
也。小陷胸汤，即黄连、半夏、瓜蒌实也。

小承气汤　大承气汤　麻仁丸　桃仁
承气汤　抵当汤丸　三一承气汤　黄龙汤

要诀　小承大黄同枳朴，加硝即是大承方。麻仁小承麻杏芍，桃仁调胃桂枝长。抵当汤丸分微甚，俱用桃黄水蛭虻。三承合一名三一，加参归桔黄龙汤。

【解释】小承气汤，即大黄、枳实、厚朴也。依本方加芒硝，即大承气汤。麻仁丸，即小承气汤方加麻仁、杏仁、芍药也。桃仁承气汤，即调胃承气汤加桃仁、桂枝也。抵当汤丸，分病之微甚，俱用桃仁、大黄、水蛭、虻虫四味也。三承，谓大承气、小承气、调胃承气。三方合为一方，名曰三一承气汤。依三一承气方，再加人参、当归、桔梗，名曰黄龙汤。

## 小柴胡汤　大柴胡汤　柴胡加芒硝汤 柴胡桂枝汤

要诀　小柴芩半人参草，大柴芩半枳芍黄。小柴胡加芒硝入，合桂柴胡桂枝汤。

【解释】小柴胡汤，即柴胡、黄芩、半夏、人参、甘草也。大柴胡汤，柴胡、黄芩、半夏、枳实、芍药、大黄也。柴胡加芒硝汤，即小柴胡汤方加芒硝也。柴胡桂枝汤，即桂枝汤、小柴胡汤，二方合为一方也。

## 猪苓汤　白虎汤　竹叶石膏汤

要诀　猪苓二苓胶滑泽，白虎膏知甘草

粳。竹叶石膏除知母，加参半竹麦门冬。

【解释】猪苓汤，即猪苓、茯苓、阿胶、滑石、泽泻也。白虎汤，即石膏、知母、甘草、粳米也。竹叶石膏汤，即白虎汤除知母，加人参、竹叶、半夏、麦门冬也。

### 炙甘草汤

**要诀** 汗下烦悸小建治，水悸茯苓甘草君，虚悸肺痿炙甘草，地阿桂酒麦酸参。

【解释】汗下后虚烦而悸，宜小建中汤治之。心下悸，若饮水多小便少，谓之水悸，宜茯苓甘草汤。若因汗下后，谓之虚悸，宜炙甘草汤，即炙草、生地、阿胶、桂枝、麦冬、酸枣仁、人参、生姜、大枣、酒煎也。肺痿用麻仁可也。

### 桃花汤　赤石脂禹余粮汤　黄芩汤 白头翁汤

**要诀** 桃花干姜石脂糯，石脂禹粮固脱功，黄芩甘草芍大枣，连柏秦皮白头翁。

【解释】桃花汤，即干姜、赤石脂、糯米也。赤石脂禹余粮汤，即此二味也。黄芩汤，即黄芩、甘草、白芍、大枣也。白头翁汤，即黄连、黄柏、秦皮、白头翁也。

### 葛根黄连黄芩汤　干姜黄连黄芩汤

## 黄连汤　黄连阿胶汤

　　**要诀**　葛根连芩汤甘草，干姜连芩汤人参，连参桂草干半枣，连胶芩芍卵黄新。

　　【解释】葛根黄连黄芩汤，即此三味加甘草也。干姜黄连黄芩汤，即此三味加人参也。黄连汤，即黄连、人参、桂枝、甘草、干姜、半夏、大枣也。黄连阿胶汤，即黄连、阿胶、黄芩、白芍、鸡子黄也。

## 四逆散　吴茱萸汤　乌梅丸

　　**要诀**　柴芍枳草四逆散，人参姜枣吴茱萸。乌梅参归连柏细，椒姜桂附苦酒需。

　　【解释】四逆散，即柴胡、白芍、枳实、甘草也。吴茱萸汤，即人参、生姜、大枣、吴茱萸也。乌梅丸，即乌梅、人参、当归、黄连、黄柏、细辛、川椒、干姜、桂枝、附子为末，苦酒为丸也。

# 伤寒附法

　　伤寒传变大法，已详《伤寒论注》及《心法要诀》中矣。然近世治四时伤寒者，咸用河间两解等法，每多神效，诚治斯证之捷法也。今复采双解散、防风通圣散诸经验名方，编为歌诀，附于心法之后，俾后之学者，知所变通，庶几于伤寒一证，经权常变，有所遵循，而无遗法云。

### 双解散完素解利初法

**要诀** 双解通圣合六一，四时温热正伤寒，两许为剂葱姜豉，汗下兼行表里宣，强者加倍弱减半，不解连进自然安，若因汗少麻倍入，便硬硝黄加倍添。

【解释】名曰双解散者，以其能发表攻里，即防风通圣散、六一散二方合剂也。河间制此，解利四时冬温春温，夏热秋热，正令伤寒。凡邪在三阳表里不解者，以两许为剂，加葱、姜、淡豆豉煎服之，候汗下兼行，表里即解。形气强者，两半为剂，形气弱者，五钱为剂。若初服因汗少不解，则为表实，倍加麻黄以汗之。因便硬不解，则为里实，倍加硝黄以下之，连进二三服，必令汗出下利而解也。今人不知其妙，以河间过用寒凉，仲景伤寒初无下法，弃而不用，深可惜也。不知其法神捷，莫不应手取效，从无寒中痞结之变，即有一二不解者，非未尽法之善，则必已传阳明，故不解也。防风通圣散详在后。

### 河间解利后法

**要诀** 汗下已通仍不解，皆因不彻已传经，内热烦渴甘露饮，甚用白虎解毒清，有表热烦柴葛解，表实大热三黄宁，里热尿赤凉天水，胃实不便大柴承。

【解释】服双解散，汗下已通而仍不解者，皆因汗之不彻，或已传经治之不及也。若表已解而里有微热烦渴者，用桂苓甘露饮，以和太阳之里。若内热太甚，大热、大烦、大渴者，用白虎汤合黄连解毒汤，以清阳明之里。若表未解又传阳明，身热而烦，用柴葛解肌汤，以解两阳之邪。若表实无汗，大热而烦，用三黄石膏汤以清表里之热。若里有热，尿赤而涩者，用凉膈散合天水散以清利之。若胃实潮热不大便有微表者，用大柴胡汤下之。无表者三承气汤下之。桂苓甘露饮、白虎汤、大柴胡汤、三承气汤，已详伤寒要诀。六一散、凉膈散，详在《杂病要诀》。

## 防风通圣散

要诀 防风通圣治风热，郁在三焦表里中，气血不宣经络壅，栀翘芩薄草归芎，硝黄芍术膏滑石，麻黄桔梗共防荆，利减硝黄呕姜半，自汗麻去桂枝增。

【解释】此方治一切风火之邪，郁于三焦表里经络，气血不得宣通。初感发热头痛，肤疹传经，斑黄抽搐，烦渴不眠，便秘尿涩，皆可服之，功效甚奇，用之自知其妙也。

## 柴葛解肌汤

**要诀**　四时合病在三阳，柴葛解肌柴葛羌，白芷桔芩膏芍草，利减石膏呕半姜。

【解释】此方陶华所制，以代葛根汤。凡四时太阳、阳明、少阳合病轻证，均宜以此汤增减治之。增减者，谓如无太阳证者，减羌活，无少阳证者，减柴胡也。即柴胡、葛根、羌活、白芷、桔梗、赤芍、石膏、黄芩、甘草也。下利减石膏，以避里虚也。呕加半夏、生姜，以降里逆也。

## 黄连解毒汤　栀子金花汤　三黄石膏汤

**要诀**　阳毒热极疹斑呕，烦渴呻吟谵语狂，下后便软热不已，连芩栀柏解毒汤，里实便硬当攻下，栀子金花加大黄，表实膏麻葱豆豉，下利除膏入葛良。

【解释】阳毒热极等证，或下后便软，壮热不已，宜黄连解毒汤，即黄连、黄芩、黄柏、栀子也。若里实便硬当攻下者，宜加大黄，名栀子金花汤。若表实无汗，当发汗者，宜加石膏、麻黄、淡豆豉、葱白，名三黄石膏汤。下利者，减石膏加葛根，避里不实也。

### 消毒犀角饮

要诀　消毒犀角表疹斑，毒壅咽喉肿痛难，犀角牛蒡荆防草，热盛加薄翘芩连。

【解释】消毒犀角饮，即消毒饮之防风、荆芥、牛蒡子、甘草，加犀角也。热盛加连翘、薄荷、黄芩、黄连也。

### 消斑青黛饮

要诀　消斑青黛消斑毒，参虎柴犀栀地元，黄连热实减参去，苦酒加入大黄煎。

【解释】消斑青黛饮，即青黛。参虎，谓人参白虎汤。即人参、石膏、知母、甘草、柴胡、犀角、山栀、生地、玄参、黄连，用苦酒与水煎也。热甚便实者，减去人参加大黄可也。

### 普济消毒饮

要诀　普济大头天行病，无里邪热客高巅，芩连薄翘柴升桔，蚕草陈勃蒡蓝元。

【解释】普济消毒饮，治天行传染，大头瘟疫，无里可下者，是其邪热客于高巅。即黄芩、黄连、薄荷、连翘、柴胡、升麻、桔梗、僵蚕、甘草、陈皮、马勃、牛蒡子、板蓝根、玄参也。

### 连翘败毒散

**要诀** 连翘败毒散发颐，高肿焮红痛可除，花粉连翘柴胡蒡，荆防升草桔羌独，红花苏木芎归尾，肿面还加芷漏芦，肿坚皂刺穿山甲，便燥应添大黄疏。

【解释】连翘败毒散，治时毒发颐，高肿焮红疼痛之阳证也。即连翘、天花粉、柴胡、牛蒡子、荆芥、防风、升麻、甘草、桔梗、羌活、独活、红花、苏木、川芎、归尾。两颐连面皆肿，加白芷、漏芦。肿坚不消，加皂刺、穿山甲。大便燥结，加酒炒大黄。

### 都气汤 橘皮竹茹汤

**要诀** 呃逆肾虚都气汤，六味肉桂五味方，橘皮竹茹虚热主，橘竹参草枣生姜。

【解释】都气汤，即六味地黄汤加肉桂、五味子也。橘皮竹茹汤，即橘红、竹茹、人参、甘草、大枣、生姜也。

### 葳蕤汤

**要诀** 风温浮盛葳蕤汤，羌麻葛芷青木香，芎草石膏葳蕤杏，里实热甚入硝黄。

【解释】风温初起，六脉浮盛，表实壮热汗少者，宜葳蕤汤，以发表风邪也。即羌活、麻黄、葛根、白芷、青木香、川芎、甘草、石膏、葳蕤、杏仁也。里实热甚多汗者，加芒硝、大黄以攻里热也。

## 桂枝白虎汤

**要诀** 风温虚热汗出多，难任葳蕤可奈何，须是鼾睡而燥渴，方宜桂枝虎参合。

【解释】风温初起脉浮有力，汗少壮热，宜与葳蕤汤。若脉虚身热汗多，难用葳蕤汤者，合与桂枝白虎加人参汤。如不鼾睡，口中和而不燥不渴，身热汗多脉浮盛者，乃亡阳之证，非风温也，即桂枝白虎加人参汤亦不可用也。

## 泻心导赤各半汤

**要诀** 越经无证如醉热，脉和导赤各半汤，芩连栀子神参麦，知滑犀草枣灯姜。

【解释】越经，病名也。无证，谓无表里证也。无表里证，脉和而身热不解，形如醉人者，是越经证也。宜泻心导赤各半汤治之，即黄连、黄芩、栀子、茯神、人参、麦冬、知母、滑石、犀角、甘草、灯心、生姜、大枣也。

## 大羌活汤

**要诀** 两感伤寒病二经，大羌活汤草川芎，二防二术二活细，生地芩连知母同。

【解释】两感，伤寒病名也。二经，谓一曰太阳少阴，二曰阳明太阴，三曰少阳厥阴同病也。张洁古制大羌活汤治之，即甘草、川芎、防风、防己、苍术、白术、羌活、独活、细辛、生地、黄芩、黄连、知母也。详在《伤寒要诀》。

### 还阳散　退阴散　黑奴丸

**要诀**　阴毒还阳硫黄末，退阴炮乌干姜均。阳毒黑奴小麦疸，芩麻硝黄釜灶尘。

【解释】还阳散，即石硫黄末，每服二钱，新汲水调下。良久寒热汗不出，再服之，汗出愈。退阴散，即炮变色川乌，微炒干姜，等分为末，每服一钱，盐汤滚数沸服，四肢不温，连服三次即温，热服若吐，冷服亦可。黑奴丸，即小麦成黑疸者，名曰小麦奴，黄芩、麻黄、芒硝、大黄、釜底煤，灶突烟梁上尘也。为末，蜜丸，重四钱，新汲水下。服后若渴欲饮冷水者，令恣意饮之，须臾自当寒振汗出，腹响微利而解也。若不渴者，恐是阴极似阳，服之反为害耳。

### 九味羌活汤

**要诀**　九味羌活即冲和，四时不正气为病。洁古制此代麻桂，羌防苍细芷芎合，生地草芩喘加杏，无汗加麻有桂多，胸满去地加枳桔，烦渴知膏热自瘥。

【解释】此汤即冲和汤。张洁古制此以代麻黄桂枝二汤。即羌活、防风、苍术、细辛、白芷、川芎、生地、甘草、黄芩也。喘加杏仁，无汗加麻黄，有汗加桂枝。胸膈满闷，去生地加枳壳、桔梗，快膈气也。烦渴引饮加知母、石膏，热自瘥也。

## 十神汤

**要诀** 十神外感寒气病，功在温经利气殊，升葛芎麻甘草芍，姜葱香附芷陈苏。

【解释】此汤即升麻、葛根、川芎、麻黄、甘草、芍药、香附、白芷、陈皮、苏叶、生姜、葱白也，能外发寒邪，内舒郁气，故曰寒气病。较之他剂，有温经利气之功殊也。

## 人参败毒散　荆防败毒散　仓廪散

**要诀** 人参败毒虚感冒，发散时毒疹痢良，参苓枳桔芎草共，柴前薄荷与独羌，时毒减参加翘蒡，血风时疹入荆防，表热噤痢加仓米，温热芩连实硝黄。

【解释】人参败毒散，治气虚感冒时气之病。即枳壳、桔梗、川芎、茯苓、人参、甘草、柴胡、前胡、薄荷、独活、羌活也。时毒，谓受四时不正之气，或肿两腮两颐，或咽喉肿痛，依本方减人参加牛蒡、连翘治之。时疹，谓初病即有之疹。血风，谓遍身瘙痒之疹。俱依本方减人参，加荆芥、防风治之，名荆防败毒散。表热无汗，噤口痢疾，依本方加仓米治之，名仓廪散。温病、热病热甚，俱加黄连、黄芩。胃实便硬，俱加芒硝、大黄也。

### 五积散

**要诀** 内伤生冷外感寒，五积平胃半苓攒，麻桂枳桔归芎芍，姜芷加附逐阴寒，腹痛呕逆吴萸入，有汗除麻桂枝添，虚加参术除枳桔，妇人经痛艾醋煎。

【解释】五积散，即苍术、陈皮、厚朴、甘草、半夏、茯苓、麻黄、官桂、枳壳、桔梗、当归、川芎、白芍、干姜、白芷也。表重用桂枝，里重用官桂，阴寒肢冷加附子，腹痛呕逆加吴茱萸，有汗除去麻黄加桂枝，气虚加人参、白术，除去枳桔。妇人经痛加艾叶，醋煎服之。

### 升麻葛根汤

**要诀** 升葛芍草表阳明，下利斑疹两收功，麻黄太阳无汗入，柴芩同病少阳经。

【解释】升麻、葛根、白芍、甘草，即升麻葛根汤也。阳明表邪不解，或数下利，及斑疹不透者，均宜主之。若兼太阳无汗之表证，入麻黄。若兼少阳口苦耳聋，寒热往来，半表里之证，加柴胡、黄芩也。

### 二圣救苦丹

**要诀** 初起时疫温热病，救苦汗吐下俱全，热实百发而百中，大黄皂角水为丸。

【解释】此丹即大黄四两，皂角二两为末，水为丸也。每服三钱，无根水下。弱者、老者、幼者，量减服之。此药施治于初起时疫，传染伤寒，温病热病，热盛形气俱实者，百发百中。服后或汗、或吐、或下，三法俱全，其病立解。

## 温胆汤

要诀　伤寒病后液津干，虚烦呕渴不成眠，乃是竹叶石膏证，胆经饮热此方先，口苦呕涎烦惊悸，半苓橘草枳竹煎，气虚加参渴去半，再加麦粉热芩连。

【解释】伤寒病后燥渴虚烦，乃竹叶石膏汤证，非温胆汤证，详在《伤寒要诀》。若少阳胆经饮热，则口苦、呕烦、惊悸，是温胆汤证也，即半夏、茯苓、橘皮、甘草、枳实、竹茹也。形气俱虚，或因汗、吐、下后及气虚者，均加人参。渴去半夏加麦冬、花粉，以生津也。有热加黄芩、黄连，以清热也。

# 杂病心法要诀

## 中风总括

**要诀** 风从外中伤肢体，痰火内发病心官，体伤不仁与不用，心病神昏不语言。当分中络经腑脏，更审虚实寒热痰，脱证撒手为脾绝，开口眼合是心肝，遗尿肾绝鼾声肺，闭证握固紧牙关，初以通关先取嚏，痰壅不下吐为先。

【解释】风，谓虚邪，贼风从外而中伤人四肢躯体，故名曰中风。痰火，谓痰火从内而发，病人心主之官，故名曰痰火。体中风邪，轻则顽麻不仁，重则瘫痪不用。心病痰火，轻则舌强难语，重则痰壅神昏。此证或内或外，单病轻，兼病重，当细辨其中络、中经、中腑、中脏，及中经络兼中腑脏。并细审其兼虚、兼实、兼寒、兼热、兼痰，与夫脱证、闭证之浅深缓急而治之。凡初中宜先用通并散取嚏，有嚏可治，无嚏多死。口噤者，用开关散，擦牙软之。痰涎壅盛，用诸吐法涌之。若口噤不开，汤药不能下咽者，则将应服之药，随引调如面茶，含在不病人口内，用苇管或笔管插入病人鼻孔，使气连药吹之，其药自能入咽。不可用金器撬之，恐伤齿也。

【按】中风一证，分中血脉、中腑、中脏，始自李东垣。中血脉者，大秦艽汤；中腑者，小续命汤；中脏者，三化汤。然从未见有三化汤中脏之证，惟《金匮》书中分为四证：曰络、曰经、曰腑、曰脏，其说最为的当，可为后世法。盖口眼㖞斜，肌肤不仁，邪在络也；左右不遂，筋骨不用，邪在经也；昏不识人，便尿阻隔，邪在腑也；神昏不语，唇缓涎出，邪在脏也。学者细阅诸家之论，自各不谬云尔。

## 中风死候

**要诀**　寸口脉平卒中死，生气独绝暴脱之，五脏几息呼吸泯，譬如堕溺岂能期。脉来一息七八至，不大不小尚能医，大小浮昼沉夜死，脉绝不至死何疑。脱证并见皆死候，摇头上窜气长嘘，喘汗如油痰拽锯，肉脱筋痛发枯直。

【解释】寸口脉平，谓寸、关、尺脉俱平之人，忽然卒中而死者，皆因中邪太甚，闭塞九窍天真之气，不能与人之生气相通，则独绝于内也。譬如堕跌溺水，岂能预期其死耶！脉来一息七八至者，不大不小虽困可治。若大而无伦，小而如纤，浮主昼死，沉主夜死，不可治也。五脏脱证，若三脏、四脏并见，及摇头上窜等证，皆死候也。

### 通关散 开关散 熏鼻法 解语法

**要诀** 通关星皂细荷半，开关乌梅冰片南，巴油纸皂烟熏鼻，龟尿舌下点难言。

【解释】通关散：南星、皂角、细辛、薄荷、生半夏为末，吹鼻有嚏可治。开关散：乌梅肉、冰片、生南星为末，擦牙，其噤可开。巴豆油纸卷皂角末，烧烟熏入鼻内，人事自省。取龟尿点在舌下，言语自易。

### 三圣散 瓜蒂散 全蝎散 五元散 巴矾丸

**要诀** 无汗吐宜防藜蒂，有汗瓜蒂入蝎全，重剂藜豆矾皂胆，痰壅吐以巴矾丸。

【解释】痰涎壅盛，无汗表实，用三圣散，即防风、藜芦、瓜蒂吐之。有汗里实，用瓜蒂散，即瓜蒂、赤小豆，或用全蝎散，即瓜蒂散加全蝎吐之。此皆吐之轻剂也，甚则用五元散，乃藜芦、赤小豆、白矾、皂角、胆矾，巴矾丸，即巴豆、枯白矾吐之。

### 乌药顺气散

**要诀** 乌药顺气实中络，㖞斜顽麻风注疼，麻黄枳桔乌蚕共，白芷干姜陈草芎。

【解释】实中络，谓风邪中络之人，形气实者也。㖞斜，口眼歪斜也。顽麻，肌肤麻木也。风注疼，风气攻注骨节疼也。是方麻黄、枳壳、桔梗、乌药、僵蚕、白芷、陈皮、干姜、甘草、川芎也。

### 大秦艽汤

**要诀** 大秦艽汤虚中络，㖞斜偏废减参珍，秦艽生地石膏共，羌独防芷细辛芩。

【解释】虚中络，谓风邪中络之人，形气虚者也。偏废，谓半身不遂也。减参珍，谓八珍汤减去人参，加入秦艽、生地、石膏、羌活、独活、白芷、防风、细辛、黄芩也。偏废是中经之证，而亦可治之者，以此方能养血荣筋，为久病风人调理之剂。

### 换骨丹

**要诀** 中经气实宜换骨，㖞斜瘫痪芷芎防，冰麝朱香槐苦味，仙人麻首蔓苍桑。

【解释】中经气实，谓风邪中经之人，形气实也。瘫，左不用也；痪，右不用也。换骨丹：白芷、川芎、防风、冰片、麝香、朱砂、木香、槐角、苦参、五味子、威灵仙、人参、麻黄膏、何首乌、蔓荆子、苍术、桑皮也。麻黄膏者，以麻黄熬成膏，和煎药为丸，朱砂滚衣也。

### 小续命汤

**要诀** 小续命汤虚经络，八风五痹总能全，麻杏桂芍通营卫，参草归芎气血宣，风淫防风湿淫己，黄芩热淫附子寒，春夏石膏知母入，秋冬桂附倍加添。

【解释】虚经络，谓风邪中经、中络之人，形气虚也。八风，谓八方之邪风中人为病也。五痹，详见痹门要诀中。

### 黄芪五物汤

**要诀** 黄芪五物虚经络，偏废虚风无力瘫，心清语謇因舌软，舌强神浊是火痰，补卫黄芪起不用，益营芍桂枣姜煎，左加当归下牛膝，筋瓜骨虎附经添。

【解释】黄芪五物汤，治因虚召风，中人经络而病半身不遂者。然审其人若舌强难言，神气不清，则是痰火为病，不宜此方。若心清语謇，舌软无力难言者，乃是营卫不足之病，宜用此方。经曰：卫虚则不用，营虚则不仁。此方君黄芪而补卫，以起不用；臣桂枝、白芍而益营，以治不仁；佐生姜、大枣以和营卫也。不仁不用在右者属气，宜倍加黄芪；在左者属血，则加当归。在下两腿两膝软者，则加牛膝；骨软不能久立者，则加虎骨；筋软难于屈伸者，则加木瓜；周身或左或右经络不宣通者，则加炮附子，有寒者亦加之。此方屡试屡效者，其功力专于补外，所以不用人参补内、甘草补中也。

### 三化汤　搜风顺气丸

**要诀**　三化气实风中腑，昏冒闭满小承羌。形气俱虚及风燥，搜风顺气自然康。

【解释】气实风中腑，谓风邪中腑之人，形气实也。昏冒，谓神昏不知人也。闭满，谓二便阻隔腹满胀也。小承羌，谓小承气汤(厚朴、枳实、大黄)加羌活，即三化汤也。若其人形气俱虚，则当以搜风顺气丸缓缓治之，自然康也。久病风之人，大便多结燥，谓之风燥。或用续命汤汗过，三化汤下过，津液枯干，以致结燥。凡病不论中经络脏腑，但有二便阻隔，形气不足，难堪攻下者，均宜此法，以搜六腑之风，通肠胃中之气，二便自利矣。

### 牛黄清心丸

**要诀**　牛黄清心实中脏，痰壅神昏不语言，口眼喎斜形气盛，两手握固紧牙关。

【解释】牛黄清心丸，治风邪中脏之人，形气俱实。其证痰涎壅塞，神昏不能言语，口眼喎斜，形气满盛，两手握固，牙关紧急之闭证，皆可服之。

### 参附汤

**要诀** 参附汤治虚中脏，唇缓涎出不语言，昏不知人身偏废，五脱证见倍参煎。

【解释】参附汤，即人参、附子也。治风邪中脏之人，形气俱虚，其证唇缓不收，痰涎流出，神昏不语，身肢偏废，或与五脏脱证并见，宜大倍人参，先固虚脱，次治风邪可也。

### 千金还魂汤

**要诀** 经络闭证卒中恶，气促神昏不识人，无汗拘急身偏痛，肉桂麻草杏还魂。

【解释】经络闭证，谓风邪中经络之闭证也。气促，谓气粗盛也。无汗四肢拘急，身体偏痛，乃表邪固闭，宜用肉桂、麻黄、甘草、杏仁，即还魂汤以开之。

### 夺命散

**要诀** 脏腑闭证腹满闭，昏噤痰结在喉间，危急汤药不能下，夺命巴芷半葶南。

【解释】脏腑闭证，谓风邪中脏腑之闭证也。腹满闭，谓腹满二便闭也。兼之神昏口噤不开，结痰喉间不下，宜用是方吐下之，巴豆、白芷、半夏、葶苈、生南星也。

## 三生饮

**要诀**　三生饮治中风寒，厥逆沉伏涌气痰，星香乌附俱生用，气虚加参脱倍添。

【解释】中风寒，谓不论经络脏腑、风邪中脏寒之人也。厥逆，谓四肢冷也。沉伏，谓六脉沉伏也。是方生南星、生川乌、生附子、木香也。惟寒盛气实者宜之。若气虚者加人参，虚极将脱者大倍人参，始可用之而无倒戈之害也。

## 祛风至宝汤

**要诀**　祛风至宝中风热，浮数面赤热而烦，通圣加蝎天麻细，白附羌独连柏蚕。

【解释】中风热，谓不论经络脏腑，风邪中腑热之人也。浮数，谓六脉浮数也。热而烦，谓身热心烦也。通圣，谓防风通圣散。方中加全蝎、天麻、细辛、白附、羌活、独活、黄柏、黄连、僵蚕也。防风通圣散，详在伤寒门。

## 青州白丸子

**要诀**　青州白丸中风痰，喎斜瘫痪涌痰涎，小儿惊痰为妙药，白附乌星半夏丸。

【解释】中风痰，谓不论经络脏腑、风邪中表，有痰饮之人也。涌痰涎，谓痰涎涌盛也。是方生白附子、生川乌、生南星、生半夏，法制为丸也。

### 羌活愈风汤

**要诀**　羌活愈风治外中，手足无力语出难，肌肉微掣不仁用，大秦艽汤参再添，官桂黄芪杜防己，知枳柴荷蔓菊前，苍麻半朴杞地骨，调理诸风症可安。

【解释】治外中，谓风从外中之病也，此病之来，必有先兆，如手足无力，语言謇涩，时有肌肉微动牵掣，大指次指麻木不用，皆风邪外中之先兆也，宜用此汤。大秦艽汤参再添，谓大秦艽汤方中，再添人参、官桂、黄芪、杜仲、防己、知母、枳壳、柴胡、薄荷、蔓荆子、菊花、前胡、苍术、麻黄、半夏、厚朴、枸杞、地骨皮也。调理诸风症可安，谓凡中风内邪将除，外邪渐尽，更服此药调理，以行导诸经，久则大风悉去，清浊自分，荣卫自和矣。

### 清热化痰汤

**要诀**　清热化痰治内发，神短忽忽语失常，头眩脚软六君麦，芩连菖枳竹星香。

【解释】治内发，谓痰火内发之病也。此病之来，必有先兆，如神短忽忽，言语失常，上盛下虚，头眩脚软，皆痰火内发之先兆也，宜用此汤，即人参、白术、茯苓、甘草、橘红、半夏、麦冬、黄芩、黄连、石菖蒲、枳实、竹茹、南星、木香也。

## 地黄饮子

**要诀** 四肢不收无痛痹,偏枯身偏不用疼,其言不变志不乱,邪在分腠五物能。甚不能言为瘖痹,夺厥入脏病多凶,地黄桂附蓉巴远,萸斛冬味薄菖苓。

【解释】风痹、偏枯、瘖痹三病,皆属外中,而有微甚浅深之别也。风痹,谓四肢不收,身无痛处。偏枯,谓半身不遂,身有痛处。其言不变志不乱,乃邪微浅,病在分腠荣卫之间,以黄芪五物汤能补荣卫而散风邪也。甚者不能言,志乱神昏,则为瘖痹,乃肾虚内夺,少阴不至而厥,其邪已入于脏,故曰病多凶也。地黄饮子是治肾虚内夺之方,是方熟地、肉桂、附子、肉苁蓉、巴戟、远志、山萸、石斛、麦冬、五味子、薄荷、石菖蒲、茯苓也。

## 涤痰汤

**要诀** 涤痰内发迷心窍,舌强难言参蒲星,温胆热盛芩连入,神昏便闭滚痰攻。

【解释】内发,谓痰火内发,迷人心窍,令人精神恍惚,舌强难言也。涤痰汤,即人参、菖蒲、南星,合温胆汤也。温胆汤,橘红、半夏、茯苓、甘草、竹茹、枳实也。热盛加黄芩、黄连，大小二便闭，用礞石滚痰丸攻之可也。

# 类中风总括

**要诀** 类中类乎中风证，尸厥中虚气食寒，火湿暑恶皆昏厥，辨在㖞斜偏废间。

【解释】类中风证，皆名尸厥，谓形厥而气不厥也，故口鼻无气，状类死尸而脉自动也。中虚、中气、中食、中寒、中火、中湿、中暑、中恶等证，虽忽然昏倒，人事不省，类乎真中风病，但不见口眼㖞斜，偏废不仁不用等证，自可辨也。

## 独参汤 参附汤 星香汤 三物备急丹 夺命散

**要诀** 尸厥无气而脉动，或脉微细有无间。缘于病后气血竭，人参参附星香痰，气闭腹满二便闭，或腹急痛备急丹，服后转鸣吐下验，喉间痰结夺命先。

【解释】尸厥之证，有虚、有实。虚者，以独参汤。虚兼寒者，以参附汤。虚兼痰者，以星香饮加人参汤。实者气闭似死，脉动有力，腹满胀、二便闭或腹急痛，气闭，前后不通者，以备急丹。实兼痰者，以夺命散。

## 补中益气汤　　生脉补精汤

**要诀**　补中益气疗虚中，烦劳过度气不升，虚冒有痰加苓半，欲冒生麦地归茸。

【解释】补中益气汤治虚中之证，即李杲所云：内伤气虚之人，烦劳过度，清气不升，忽然昏冒也。欲冒，谓因房劳过度昏冒也。生脉饮即人参、麦冬、五味子合熟地、当归、鹿茸，名曰生脉补精也。

## 木香调气饮

**要诀**　木香调气实气中，暴怒气逆噤昏痰，风浮肢温气沉冷，木藿砂蔻草丁檀。

【解释】实气中，谓形气俱实之人中气也。因暴怒气逆，忽然昏倒噤急也。风浮肢温气沉冷，谓中风之人，脉浮手足温，中气之人，脉沉手足冷，可别也。是方木香、藿香、砂仁、白蔻、甘草、丁香、檀香也。

## 八味顺气散

**要诀**　八味顺气虚气中，标本兼施邪正安，参苓术草扶元气，乌芷青陈利气痰。

【解释】虚气中，谓形气俱虚之人中气也。宜用此标本兼施，邪正相安之剂也。

## 瓜蒂散　　姜盐汤

**要诀**　食中过饱感寒风，或因怒恼塞胸

修圆杂病心法集注

杂病心法要诀

中，忽然昏厥肢不举，瓜蒂姜盐探吐平。

【解释】瓜蒂散，挟痰者用之。姜汤，挟寒者用之。盐汤，过食者用之。探吐，谓作此汤数盅，令病者饮一盅，随用指探吐，不吐再饮再探，以吐通快为度，可立愈也。

### 附子理中汤

**要诀** 附子理中疗寒中，腹痛拘急噤牙关，有汗身寒或吐泻，附子参术草姜干，无汗身寒加麻细，阴毒川乌用生煎，呕吐丁香吴萸入，脉微欲绝倍参添。

【解释】寒中之证，即腹痛诸证者是也，宜用附子理中汤。若无汗加麻黄、细辛，阴毒加生川乌，呕吐加丁香、吴茱萸，脉微欲绝倍加人参，阴毒寒极也，详在《伤寒心法》。

### 凉膈散

**要诀** 凉膈火中神昏冒，栀翘芩蒲草硝黄，兼治一切胸膈热，便燥谵妄与斑狂。

【解释】火中之证，即刘完素所云：七情过极，五志之火内发，则令人昏倒无知，筋骨不用也。

### 香薷饮　藿香正气散　辰砂益元散　熨脐法　苍术白虎汤　人参白虎汤

**要诀** 暑中须分阴与阳，阴邪无汗似寒伤，壮热心烦或呕泻，香薷扁朴二香汤，更兼昏愦蒸蒸汗，面垢喘渴证为阳，不省熨脐灌蒜水，益元苍参白虎汤。

【解释】阴邪无汗似寒伤，谓暑中阴邪，似伤寒头痛身痛，恶寒无汗，而更壮热心烦，或呕或泻也，得之于受暑纳凉，寒外暑内，宜香薷饮。二香汤，谓香薷饮合藿香正气饮，详在霍乱门。若有如上之证，更兼精神昏愦，蒸蒸自汗，面垢喘渴，则为暑中阳邪，得之于赤日长途，中外皆热，初中昏愦不省者，急以热物熨脐，蒜汁合水灌之即省，继以辰砂益元散。气实者，苍术白虎汤，气虚者，人参白虎汤，选而用之可也。

## 渗湿汤

要诀　渗湿湿中内昏冒，震亨湿热热生痰，厚味醇酒生冷水，胃苓香附抚砂连。

【解释】湿中内，谓湿从内生之病，即朱震亨所云：湿热生痰，昏冒之证，得之于伤厚味醇酒生冷水物过节也。渗湿汤，即胃苓汤加香附、抚芎、砂仁、黄连。

## 除湿汤

要诀　除湿阴雨湿蒸雾，卧湿涉水瘴山岚，头身重痛便溏肿，羌藁升柴防水煎。

【解释】除湿汤，即羌活、藁本、升麻、柴

胡、防风、苍术，治湿因外中。得之于天阴淫
雨，晴后湿蒸，早晨雾露，及久卧湿地，远行
涉水，瘴气山岚。其证头身重痛，甚而昏冒大
便溏泻，皮肤浮肿也。

### 调气平胃散

**要诀** 调气平胃疗恶中，庙冢忤恶卒然
昏，面黑错忘苏合主，次以木香平胃匀。

【解释】苏合主，谓中恶之病，以苏合香丸
为主也。次以木香平胃匀，谓以中气木香调气
散之方，合平胃散之药调理也。

# 伤风总括

**要诀** 伤风属肺咳声重，鼻塞喷嚏涕流
清，鼻渊脑热不喷嚏，浊涕秽久必鼻红。

【解释】伤风属肺，故喷嚏也，鼻渊属脑，
故不喷嚏也。伤风寒邪，故涕清也，鼻渊热
邪，故涕浊也。鼻渊病久或有秽气，则热深，
故脑衄鼻血也。

### 川芎茶调散

**要诀** 参苏饮治虚伤风，实者茶调及头
疼，芎芷薄草羌茶细，荆防痰半热膏清。

【解释】参苏饮方，在咳嗽门，治气虚之人
伤风之病。若气实者，用川芎茶调散，即川

芎、白芷、薄荷、甘草、羌活、茶叶、细辛、荆芥、防风。伤风头痛者，亦可用也。有痰者加半夏清痰，有热者加石膏清热可也。

### 苍耳散

**要诀** 苍耳散治鼻渊病，风热入脑瞑头疼，涕流不止鼻塞热，苍耳辛夷芷薄葱。

【解释】鼻渊病属风热入脑，故目瞑而头疼涕流不止，较之伤风为甚焉。鼻塞，气不利也。热，鼻孔中热也，甚者，孔热而痛及其脑也。苍耳散，即苍耳子炒去刺，研破一两，加辛夷三钱，白芷、薄荷各一钱，葱三茎也。

### 黄连防风通圣散

**要诀** 鼻渊初病施苍耳，黄连防风久病方，孔痛胆调冰硼散，鼻血犀角地黄汤。

【解释】鼻渊，风热伤脑之病，初病则风邪盛，故用苍耳散，以散为主。久病则热郁深，故用防风通圣散加黄连，以清为主也。热气涌涕伤其鼻孔成疮故痛也，宜以猪胆汁调冰硼散敷之。热蕴于脑，伤及所过营血故衄也，宜以犀角地黄汤凉之可也。

## 痉病总括

**要诀** 痉病项强背反张，有汗为柔无汗刚，生产血多过汗后，溃疮犬咬破风伤。

【解释】痉病之证，详在《伤寒心法》，有汗为柔痉，无汗为刚痉。产后去血过多，伤寒发汗过多，则为内因。溃疡破伤、狗咬，则为外因。皆风邪乘虚入太阳经而成此病也。

## 痉病死证

**要诀** 痉证脉散多应死，反张离席一掌亡，眼小目瞪昏不语，额汗如珠命必伤。

【解释】反张离席一掌，谓离席四五指许也。眼小，谓目睫紧小也。目瞪，谓眼珠不转也。

**葛根汤 桂枝加葛根汤 小续命汤桂枝加附子汤 当归补血汤 大承气汤桃仁承气汤**

**要诀** 刚痉葛根汤发汗，柔痉桂枝加葛良，若兼杂因小续命，过汗桂枝加附汤，伤血桂枝合补血，里实瘀血承气方，溃疡十全加风药，破伤狗咬另参详。

【解释】刚痉用葛根汤，即桂枝汤加麻黄、葛根。柔痉用桂枝加葛根汤，即桂枝汤加葛根汗之。杂因，谓风寒湿杂揉为病，用小续命汤，随风寒湿轻重治之。过汗表虚，汗出不止，因而成痓，用桂枝加附子汤，即桂枝汤加附子也。伤血，谓产后金疮大伤血后，用桂枝汤合补血汤，即当归黄芪也。里实，谓痓病腹满二便闭，以大承气汤。及产后恶露不尽，少腹硬急，以桃仁承气汤下之。溃疡去脓血过多，为风所袭者，用十全大补汤加祛风之药治之。

## 破伤风

**要诀** 破伤亡血筋失养，微伤风入火之端，燥起白痂疮不肿，湿流污水紧牙关。

【解释】破伤去血过多，筋失所养，经络空虚，风邪乘之为病，即经曰风邪乘虚而入也，为风虚邪，宜桂枝汤合当归补血汤治之。夫伤重出血过多而病风者常也，然时有微伤浅损，去血甚少，风邪乘之而病者，以其人素热，因风而然。即刘完素曰：热甚风搏并于经络也，为风火邪，宜防风通圣散加蝎尾治之。凡此证不论虚实，风毒内蕴不发于外，疮口周围燥起白痂，疮不甚肿，湿流污黑之水，牙关微紧，不似寻常活动，皆破伤风之先兆也。

**防风通圣散加蝎尾方　全蝎散　左龙丸　斑蝥大黄方**

**要诀** 火盛通圣加蝎尾，风盛全蝎左龙丸，外因烧酒火罐法，犬风斑大酒同煎。

【解释】破伤火盛者，多阳明证，用防风通圣散加蝎尾治之。风盛者，多太阳证，用全蝎散，即生蝎尾七枚研末，热酒服之。服后不解，渐深入里，用左龙丸，即野鸽粪、江鳔、僵蚕、雄黄、蜈蚣、天麻、朱砂、巴豆霜为丸也，方详在《丹溪心法》诸破伤风门内。皆宜外用砂烧酒壶两个，盛多半壶烧酒，先以一壶上火令滚无声，倾酒即按在破伤疮口，拔出污黑血水，满则自落。再以次壶仍按疮口，轮流提拔，以尽为度，其风立愈。犬咬风毒入腹成痉风者，用斑蝥七枚，以糯米拌炒米黄，去米为末，生大黄末一钱合均，黄酒一盏，煎至半盏，空心温服，取下毒物，弱者减半服之可也。

## 痹病总括

**要诀** 三痹之因风寒湿，五痹筋骨脉肌皮，风胜行痹寒痹痛，湿胜着痹重难支。皮麻肌木脉色变，筋挛骨重遇邪时，复感于邪入脏腑，周同脉痹不相移。

【解释】三痹之因，风寒湿三气杂合而为病

也。其风邪胜者，其痛流走，故曰行痹。寒邪胜者，其痛甚苦，故曰痛痹。湿邪胜者，其痛重着，故曰着痹。此为病之因而得名，曰三痹也。又有曰五痹者，谓皮、脉、肌、筋、骨之痹也。以秋时遇此邪为皮痹，则皮虽麻尚微觉痛痒也。以夏时遇此邪为脉痹，则脉中血不流行，而色变也。以长夏时遇此邪为肌痹，则肌顽木不知痛痒也。以春时遇此邪为筋痹，则筋挛节痛屈而不伸也。以冬时遇此邪为骨痹，则骨重酸疼不能举也。曰入脏腑者，谓内舍五脏之痹也。以皮痹不已，复感于邪，内舍于肺，成肺痹也。脉痹不已，复感于邪，内舍于心，成心痹也。肌痹不已，复感于邪，内舍于脾，成脾痹也。筋痹不已，复感于邪，内舍于肝，成肝痹也。骨痹不已，复感于邪，内舍于肾，成肾痹也。此皆以病遇邪之时，及受病之处而得名，曰五痹也。所谓痹者，重感于风寒湿之气也。周痹亦在血脉之中，随脉上下为病，故同脉痹，但患有定处，不似脉痹左右相移也。近世曰痛风，曰流火，曰历节风，皆行痹之俗名也。

## 周痹

**要诀** 周痹患定无歇止，左右不移上下行，似风偏废只足手，口眼无斜有痛疼。

【解释】周痹，或痛、或肿，或手、或足，患有定处，痛无歇止。或从上病及于下，或从下病及于上，而不似众痹痛有歇止，左右相移流走也。周痹，或两手，或两足，或只手足，或偏废不仁不用，而似中风，但不口眼㖞斜，身有痛疼也。

## 痹病生死证

**要诀** 痹在筋骨痛难已，留连皮脉易为功，痹久入脏中虚死，脏实不受复还生。

【解释】痹在筋骨则受邪深，故痛久难已。痹在皮脉则受邪浅，故易治也。凡痹病日久内传，所合之脏，则为五脏之痹。若其人中虚受邪，则难治多死，其人脏实而不受邪，复还于外，则易治多生。假如久病皮痹，复感于邪，当内传肺而为肺痹，若无胸满而烦喘咳之证，则是脏实不受邪。余脏仿此。

## 痹入脏腑证

**要诀** 肺痹烦满喘咳嗽，肾胀尻踵脊代头，脾呕痞硬肢懈堕，心烦悸噫恐时休，数饮卧惊肝太息，饮秘胀泻在肠究，胞秘沃痛鼻清涕，三焦胃附胆无忧。

【解释】久病皮痹，复感于邪，见胸满而烦喘咳之证，是邪内传于肺，则为肺痹也。久病骨痹，复感于邪，而见腹胀，尻以代踵，足挛不伸，脊以代头，伛偻不直之证，是邪内传于肾，则为肾痹也。久病肌痹，复感于邪，而见呕涎止下痞硬，四肢懈堕之证，是邪内传于脾，则为脾痹也。久病脉痹，复感于邪，而见心烦、心悸、嗌干、噫气，有时则恐之证，是邪内传于心，则为心痹也。久病筋痹，复感于邪，而见喜饮小便数多，夜卧则惊太息之证，是邪内传于肝，则为肝痹也。久痹不已复感于邪，脏实不受而传腑者，凡见喜饮小便秘，不胀则泻，不泻则胀之证，是邪内传于大小肠，则为肠痹也。凡见少腹胞中，按如沃汤状而痛，小便秘涩，鼻流清涕之证，是邪内传于膀胱，则为胞痹也。三焦之痹附于膀胱，从水道也。胃痹附于大、小二肠，从传化也。胆为清净之府，不受痹邪，故曰无忧也。

## 小续命汤　增味五痹汤

**要诀**　痹虚加减小续命，痹实增味五痹汤，麻桂红花芷葛附，虎羊芪草二防羌。

【解释】痹虚，谓气虚之人病诸痹也。宜用加减小续命汤，风胜行痹倍防风，寒胜痛痹倍附子，湿胜著痹倍防己，皮痹加黄芪或桂枝，皮脉痹加姜黄或加红花，肌痹加葛根或加白芷，筋痹加羚羊角或加续断，骨痹加虎骨或加狗脊。有汗减麻黄，便溏减防己，寒胜减黄芩加干姜，热胜减附子加石膏，加减治之。痹实，谓气血实之人病诸痹也。宜用增味五痹汤，即麻黄、桂枝、红花、白芷、葛根、附子、虎骨、羚羊角、黄芪、甘草、防风、防己、羌活也。行痹以羌活、防风为主，痛痹以麻黄、附子为主，著痹以防己、羌活为主，皮痹以黄芪、桂枝皮为主，脉痹以红花、桂枝为主，肌痹以葛根、白芷为主，筋痹以羚羊角为主，骨痹以虎骨为主，增味于五痹治之可也。

### 木通汤　附子五苓散　苍术五苓散

**要诀**　三痹木通长流水，湿加防己风羌防，寒痹附麻分汗入，胞肠五苓附子苍。

【解释】三痹，谓行痹、痛痹、著痹也。宜用木通一味，不见水者二两，以长流水二碗，煎一碗，热服取微汗，不愈再服，以愈为度。若其痛上下、左右流走相移者，加羌活、防风以祛风邪。其痛苦甚者，有汗加附子，无汗加麻黄，以去寒邪。其痛重著难移者，加防己以胜湿邪。其所应加之药，不可过三钱，弱者俱减半服。胞痹宜用五苓散加附子，肠痹宜五苓散加苍术，以利寒饮也。五苓散方在伤寒门。

## 三痹汤　独活寄生汤

**要诀**　三痹十全无白术，牛秦续杜细独防，独活加桑除芪续，入脏乘虚久痹方。

【解释】三痹，谓三痹汤，即十全大补汤无白术，加牛膝、秦艽、续断、杜仲、细辛、独活、防风也。独活，谓独活寄生汤，依三痹汤方加桑寄生，除去黄芪、续断也。此皆治五痹不已，乘虚入脏，反留连日久，调理痹病之方也。

## 黄芪益气汤

**要诀**　黄芪益气虚皮痹，皮麻不知痒与疼，补中益气加红柏，味秋芩夏桂加冬。

【解释】气实麻木，用小续命汤加麻黄治之。气虚麻木，用黄芪益气汤，即补中益气汤加红花、黄柏也。秋加五味子，夏加黄芩，冬加桂枝皮。

## 蠲痹汤　加味升阳散火汤

**要诀**　蠲痹冷痹身寒厥，附归芪草桂羌防，肌热如火名热痹，羚犀升阳散火汤。

【解释】蠲痹汤，即附子、当归、黄芪、炙草、官桂、羌活、防风，治痹病而身寒无热，四肢厥冷，名曰冷痹。加味升阳散火汤，即内伤门升阳散火汤加羚羊角、犀角，治痹病而肌热如火，名曰热痹也。

# 痿病总括

**要诀** 五痿皆因肺热生，阳明无病不能成，肺热叶焦皮毛瘁，发为痿躄不能行，心热脉痿胫节纵，肾骨腰脊不能兴，肝筋拘挛失所养，脾肉不仁燥渴频。

【解释】五痿，心、肝、脾、肺、肾之痿也。痿属燥病，故皆因肺热而生也。阳明者，五脏六腑之海，主润宗筋。阳明无病，则宗筋润，能束骨而利机关，虽有肺热不能成痿也。肺热叶焦，阳明虚弱，津液不化，筋骨失养，皮毛瘁痿，发为痿躄不能行也。因而心气热为脉痿，则胫节纵而不任地，肺兼心病也。因而肾气热为骨痿，则腰脊不能兴举，肺兼肾病也。因而肝气热为筋痿，则筋失所养，拘挛不伸，肺兼肝病也。因而脾气热为肉痿，则胃燥而渴，肌肉不仁，肺兼脾病也。

# 痿痹辨似

**要诀** 痿病足兮痹病身，仍在不疼痛里分，但观治痿无风药，始晓虚实别有因。

【解释】痿痹之证，今人多为一病，以其相类也。然痿病两足痿软不痛，痹病通身肢节疼痛。但观古人治痿，皆不用风药，则可知痿多虚，痹多实，而所因有别也。

# 痿病治法

**要诀** 痿燥因何治湿热，遵经独取治阳明，阳明无故惟病肺，胃壮能食审证攻，控涎小胃湿痰热，阳明积热法三承，胃弱食少先养胃，久虚按证始收功。

【解释】痿属燥病，因何而用治湿热苦燥之药？盖遵《内经》之治法，独取于阳明胃也。故胃家无病，虽有肺热，惟病肺而不病痿也。是知病痿者，胃家必有故也。或湿热、或积热、或湿痰，不论新久，若胃壮能食，当先审证攻之。胃有湿痰，用控涎丹攻之。有湿热者，用小胃丹攻之。有积热者，用三承气汤攻之。此治胃壮能食之法也。若胃弱饮食减少，气血津液不足，当先以补养脾胃为主。其有久病留连，诸虚燥热，或攻下之后调理，当审证治之，始收全功也。

## 加味二妙汤

**要诀** 加味二妙湿热痿，两足痿软热难当，防己当归川萆薢，黄柏龟板膝秦苍。

【解释】热难当，谓两足热难当也。膝秦

苍，谓牛膝、秦艽、苍术也。

### 清燥汤　虎潜丸　十全大补汤　加味金刚丸

**要诀**　时令湿热清燥效，阴虚湿热虎潜灵，久虚痿软全金主，萆瓜牛菟杜苁蓉。

【解释】清燥汤在内伤门。虎潜丸有成方。全金主，谓十全大补汤、加味金刚丸，久病气血虚，以十全大补汤为主；筋骨痿软，以加味金刚丸为主。加味金刚丸，即萆薢、木瓜、牛膝、菟丝子、杜仲、肉苁蓉也。

## 脚气总括

**要诀**　脚气风寒湿热病，往来寒热状伤寒，腿脚痛肿热为火，不肿不热是寒干。

【解释】脚气乃内有湿热，外感风寒，相合为病，故往来寒热，状类伤寒。两脚腿痛肿热如火者，是火盛也。不肿不热而痛者，是寒盛也，名曰干脚气。

## 脚气死证

**要诀**　脚气脉急少腹顽，不三五日入心间，呕吐喘满目额黑，恍惚谵妄命难全。

【解释】脚气脉急，少腹顽木，不知痛痒，

不过三五日内，其邪必入心间。若入心间，呕吐喘满，是为脚气冲心之证。目额皆黑，恍惚谵妄，则是水来克火之征，故曰命难全也。

### 攒风散　羌活导滞汤　胜湿饼子　五积散　独活寄生汤

**要诀**　脚气表解攒风散，麻桂杏草萆乌良，里解导滞羌独活，防己当归枳大黄，湿盛重肿胜湿饼，二五荞面遂成方，寒湿五积加附子，寒虚独活寄生汤。

【解释】初病脚气，表实无汗，用攒风散汗之，即麻黄、桂枝、杏仁、甘草、萆薢、炮川乌也。里实热盛，二便不利，用羌活导滞汤下之，即羌活、独活、防己、当归、枳实、大黄也。湿盛重肿，用胜湿饼子，即黑丑、白丑头末，甘遂末，各五钱，荞麦面一两五钱，水和作饼，三钱，煮熟，空心茶清服逐之。寒湿者，用五积散加附子治之，方在伤寒门。寒虚者，用独活寄生汤补之，方在痹门。

### 当归拈痛汤

**要诀**　当归拈痛虚湿热，茵陈四苓与羌防，人参当归升芩草，苦知母葛根苍。

【解释】湿热脚气而形气虚者，宜用当归拈痛汤，即茵陈、白术、茯苓、猪苓、泽泻、羌活、防己、人参、当归、升麻、黄芩、甘草、苦参、知母、葛根、苍术也。

### 加味苍柏散

**要诀** 加味苍柏实湿热，二活二术生地黄，知柏芍归牛膝草，木通防己木瓜榔。

【解释】湿热脚气而形质实者，宜用加味苍柏散，即羌活、独活、苍术、白术、生地黄、知母、黄柏、赤芍、当归、牛膝、甘草、木通、防己、木瓜、槟榔也。

### 大防风汤

**要诀** 两膝肿大而疼痛，髀胫枯细鹤膝风，大防风附羌牛杜，十全大补减茯苓。

【解释】两膝肿大疼痛，膝上至髀，膝下胫足枯细，但存皮骨，两膝状若鹤膝，故名鹤膝风也。宜大防风汤，即防风、附子、羌活、牛膝、杜仲、人参、白术、炙甘草、当归、川芎、白芍、熟地、炙黄芪、肉桂也。此病若得之于痢疾病后者，名曰痢风，亦用此方。

## 内伤总括

**要诀** 内伤劳役伤脾气，饮食伤胃伤其形，伤形失节温凉过，气湿热暑火寒中。

【解释】劳役伤气，伤元气也。饮食伤形，伤胃腑也。伤气宜补，有热中、湿热、暑热、火郁、寒中之不同。伤形宜消，有饮食失节、过于温凉之不一也。

## 内伤外感辨似

**要诀** 内伤脉大见气口，外感脉大见人迎，头疼时痛与常痛，恶寒温解烈火仍，热在肌肉从内泛，热在皮肤扪内轻，自汗气乏声怯弱，虽汗气壮语高声，手心热兮手背热，鼻息气短鼻促鸣，不食恶食内外辨，初渴后渴少多明。

【解释】内伤外感脉皆大，内伤之脉，气口大于人迎，不似外感之脉，人迎大于气口也。内伤外感皆头痛，内伤之头痛有时而痛，有时不痛，不似外感之头痛，常常而痛不休也。内伤外感皆恶寒，内伤之恶寒得就温衣而即解，不似外感之恶寒，虽近烈火而仍恶也。内伤外感皆发热，内伤之发热，热在肌肉，以手扪之，热从内泛，不似外感之发热，热在皮肤，以手扪之，热自内轻也。内伤外感皆自汗，内伤之自汗，气短乏声怯弱，不似外感之自汗，气壮促语声高也。内伤外感手皆热，内伤之热手心热，不似外感之热，手背热也。内伤外感皆鼻不和，内伤之鼻息气短而喘，不似外感之鼻息气促而鸣也。内伤外感皆不食，内伤之不食口中无味，不似外感之不食，闻食则恶也。内伤外感皆渴，内伤之渴初病即渴，其饮甚少，不似外感之渴，三日后始渴，其饮甚多也。

### 补中益气汤

要诀　补中益气升阳清，热伤气陷大虚洪，头痛表热自汗出，心烦口渴畏寒风，困倦懒言无气动，动则气高喘促声，保元甘温除大热，血归术补脾经，佐橘降浊散滞气，升柴从胃引阳升，阴火肾躁加地柏，阳热心烦安神宁。

【解释】补中益气汤治内伤，清阳下陷，因劳役过度，热伤元气，故脉虚大而洪也。内伤头痛，时作时止也。内伤表热，尝自汗出也。心烦，气虚恶烦劳也。口渴，气陷不蒸化也。畏寒畏风，表气虚失卫也。困倦懒言，中气乏不周也。动则气喘上气，不足息也。保元，谓人参、黄芪、甘草，名保元汤也。臣当归和脾血，白术益脾气，佐橘皮降浊，散胸中滞气，升、柴升清，从胃中引阳也。阴火时显躁热，加黄柏、生地，补水救阴。阳热昼夜心烦，合朱砂安神丸，泻火安神。

## 调中益气汤

**要诀**　调中弦洪缓沉涩，湿热体倦骨酸疼，气少心烦忽肥瘦，口沫食出耳鸣聋，胸膈不快食无味，二便失调飧血脓，保元升柴苍橘柏，去柏加木亦同名。

【解释】调中益气汤亦治内伤。清气下陷，浊气上乘，清浊相干而兼湿热者，故二便不调，飧泻脓血也。此汤与补中益气汤，虽互相发明，然其证脉则不可不分别也。内伤之病，脾胃元气一虚，四脏失其调和，所以五脏之脉，交相混见，故肝弦、心洪、脾缓之脉反见于上。按之沉涩，肺脉而反见于下也。身肢重倦，气不周也。骨节酸疼，血不荣也。气少，中气乏也。心烦，心血少也。忽肥忽瘦者，火乘土位，上并阳分，则血脉上行而上盛，故面赤红而肥；下并阴分，则血脉下行而上虚，故面青白而瘦。即今之虚损病人，早则面青白瘦而恶寒，午后则面红赤肥而发热者是也。口沫，谓口中沃沫，脾不散精也。食出，谓食入反出，胃虚不纳也。耳鸣聋，谓耳鸣、耳聋，阴火上冲也。胸膈不快，浊气滞也。饮食无味，胃气伤也。二便不调，谓大便时泻不泻，小便时利不利，脾湿不分也。飧，谓完谷不化之飧泻，脾虚湿不化也。血脓，谓大便后或见脓见血，脾湿热酿成也。保元，谓保元汤，即人参、黄芪、炙草、升麻、柴胡、苍术、橘皮、黄柏也。去黄柏加木香，亦名调中益气汤，以热少气不和者宜之也。

### 升阳益胃汤

**要诀** 内伤升阳益胃汤，湿多热少抑清阳，倦怠懒食身重痛，口苦舌干便不常，洒洒恶寒属肺病，惨惨不乐乃阳伤，六君白芍连泽泻，羌独黄芪柴与防。

【解释】内伤气虚，湿多热少，遏抑春生清气，不得上升，脾胃之证，宜服此汤。其证倦怠懒食，身重而痛，口苦舌干。便不常，谓大便不调，小便频数不如常也。洒洒恶寒，卫气不足，属肺皮毛之病也。惨惨不乐，面色不和，乃阳气伤而不伸也。六君，谓人参、白术、茯苓、炙草、橘皮、半夏也。加白芍、黄连、泽泻、黄芪、羌活、独活、柴胡、防风，即是升阳益胃也。

### 补脾胃泻阴火升阳汤

**要诀** 补中升阳泻阴火，火多湿少困脾阳，虽同升阳益胃证，然无泻数肺阳伤。补脾胃气参芪草，升阳柴胡升与羌，石膏芩连泻阴火，长夏湿令故加苍。

【解释】内伤气虚，热多湿少，阴火困脾，

阳气不得上升，脾胃之证，宜服此方。此方所治，虽同升阳益胃之证，然无大便不调，小便频数，洒洒恶寒肺病，惨惨不乐阳伤之证也。

**要诀** 内伤补中、调中、益胃等汤加减法

**要诀** 冬加姜桂草蔻益，秋芍白蔻缩槟榔，夏月气冲芩连柏，春加风药鼓清阳，长夏沉困精神少，人参麦味泽苓苍。肺热咳嗽减参去，春加金沸款冬芳，夏加麦冬五味子，秋冬连根节麻黄。头痛蔓荆甚芎入，巅脑藁本苦细尝。沉重懒倦或呕逆，痰厥头疼半夏姜。口干嗌干或表热，加葛生津清胃阳。大便燥涩元明粉，血燥归桃熟大黄。痞胀香砂连枳朴，寒减黄连加炒姜。胃痛草蔻寒益智，气滞青皮白蔻香。腹痛芍草芩桂审，脐下痛桂熟地黄。内外烦疼归和血，胁下痛急草柴良。身重脚软己苍柏，身疼发热藁防羌。

【解释】冬加干姜、官桂、草豆蔻、益智，助阳气也。秋加白芍、白豆蔻、缩砂仁、槟榔，助燥收也。夏月加黄连、黄芩、黄柏，降阴火也。或腹中气上冲逆，属阴火冲上，虽非夏月亦加之。春加风药，谓羌活、独活、防风、藁本之类，佐参芪之品；能鼓清阳之气上升也。长夏身肢沉困，精神短少，加人参、麦冬、五味子，恐暑伤气也。加泽泻、茯苓、苍

术，去脾湿也。肺中有热咳嗽，减人参，远肺热也。春加金沸草、款冬花，散肺风也。夏加麦冬、五味子，保肺气也。冬加连根节麻黄，散肺寒也。头痛加蔓荆子，引太阳也。痛甚加川芎，上行捷也。巅痛脑痛加藁本，入督脉也。苦头痛加细辛，走少阴也。痰厥头痛，沉重懒倦，或呕逆痰涎，加半夏、生姜，治痰逆也。口干嗌干，或表发热，加葛根，生津解肌也。大便燥涩加元明粉，血虚燥加当归，血实燥加桃仁，热实燥加大黄，心下痞胀气不快加木香，食不消加砂仁，心下结热加黄连，心下结气加枳实，胃气壅塞加厚朴。如胃中寒，或冬月，减去黄连，加炒干姜。胃痛加草豆蔻，胃寒或唾沫加益智，气满不快加白豆蔻、青皮，腹痛加白芍、甘草。审其有热加黄芩，有寒加官桂。脐下痛加肉桂、熟地黄。腹内身外刺痛，此属血涩不足，加当归以活血也。胁下痛或急缩，加甘草、柴胡，以和肝也。身重脚软，加防己、苍术、黄柏，去湿热在内也。身痛发热，加藁本、防风、羌活，疏风在表也。

### 清暑益气汤 清燥汤

**要诀** 长夏湿暑交相病，暑多清暑益气功，汗热烦渴倦少气，恶食尿涩便溏行，补中去柴加柏泽，麦味苍曲甘葛青，湿多痿厥清燥地，猪茯柴连减葛青。

【解释】长夏之令，暑湿炎蒸，交相为病。暑多湿少为病，其证则自汗身热，心烦口渴，倦困少气恶食，小便涩少，大便稀溏，宜清暑益气汤，即补中益气汤去柴胡，加黄柏、泽泻、麦冬、五味子、苍术、神曲、甘葛、青皮也。若湿多暑少为病，则成痿厥之证。腰以下痿软，难于转动，行走不正，两足欹侧，宜清燥汤。即本方更加生地、猪苓、茯苓、柴胡、黄连，减去甘葛、青皮也。

## 升阳散火汤　火郁汤

要诀　血虚胃弱过食凉，阳郁于脾散火汤，肌肤筋骨肢困热，扪之烙手热非常，羌独芍防升柴葛，人参二草枣生姜，火郁加葱减参独，恶寒沉数发之方。

【解释】二草，炙甘草、生甘草。恶寒，谓身虽有如是烙手之热而反恶寒。脉来沉数，则可知火郁肌里，宜以此方发之。

## 白术附子汤　加味理中汤

要诀　内伤水来侮土病，寒湿白术附子汤，涎涕腹胀时多尿，足软无力痛为殃，腰背胛眼脊背痛，丸冷阴阴痛不常，苍附五苓陈半朴，虚宜理中附苓苍。

【解释】东垣内伤热中之病，用补中益气

汤；寒中之病，用白术附子汤。寒中为水来侮土，寒湿之病，其证内则腹胀多尿涎涕，外则足软胂脊腰背睾丸痛。脾胃寒湿而气不虚者，宜用是方，即五苓散加苍术、附子、陈皮、半夏、厚朴也。若脾胃寒湿而气虚者，则宜用理中汤加附子、茯苓、苍术是也。

### 人参资生丸

**要诀** 资生脾胃俱虚病，不寒不热平补方，食少难消倒饱胀，面黄肌瘦倦难当。

【解释】缪仲醇制资生丸方，为脾胃俱虚，不寒不热平补之药。其所治之证，乃饮食减少，过时不化，倒饱胀闷，面色痿黄，肌肉渐瘦，困倦无力也。方见诸书，故不录药味。

### 清胃理脾汤

**要诀** 清胃理脾治湿热，伤食平胃酌三黄，大便黏秽小便赤，饮食爱冷口舌疮。

【解释】清胃理脾汤，即平胃散加黄连、黄芩、大黄也。酌三黄者，谓有热滞而不实者，不可入大黄也。伤食，谓伤食病证，如痞胀、哕呕、不食、吞酸、恶心、噫气之类。更兼大便黏臭，小便赤涩，饮食爱冷，口舌生疮，皆伤醇酒厚味，湿热为病之证也。

### 理中汤

**要诀** 理中治虚寒湿伤，食少喜热面青黄，腹痛肠鸣吐冷沫，大便腥秽似鸭溏。

【解释】白术附子汤，治脾胃寒湿形气实者也。理中汤，治脾胃寒湿形气虚者也。虚者，其证食少，喜食热物，面色青黄，腹痛肠鸣，吐冷涎沫，大便腥秽不臭，似鸭粪澄澈清溏也，故宜此汤。

## 消食健脾丸

**要诀** 胃强脾弱脾胃病，能食不化用消食，平胃炒盐胡椒共，麦柏楂曲白蒺藜。

【解释】脾胃病中，有胃强脾弱一证，胃强所以能食，脾弱不能消化。宜服消食健脾汤丸，助其消化。用苍术、陈皮、厚朴、甘草、炒盐、胡椒、山楂、神曲、麦芽、白蒺藜，末，蜜丸服之，更节其饮食，自然脾胃和而能健运矣。

## 开胃进食汤

**要诀** 开胃进食治不食，少食难化胃脾虚，丁木藿香莲子朴，六君砂麦与神曲。

【解释】此方治不思饮食，少食不能消化，脾胃两虚之证。方即六君子汤，加丁香、木香、藿香、莲子、厚朴、缩砂、麦芽、神曲也。

## 平胃散

**要诀** 一切伤食脾胃病，痞胀哕呕不能食，吞酸恶心并噫气，平胃苍朴草陈皮，快膈枳术痰苓半，伤谷二芽缩神曲，肉滞山楂面莱菔，滞热芩连柏大宜。

【解释】伤食等证，宜用平胃散，即苍术、厚朴、甘草、陈皮也。快膈加枳实、白术，有痰加半夏、茯苓。伤谷滞者，加麦芽、谷芽、缩砂、神曲。伤肉滞者，加山楂。伤面滞者，加莱菔。有热者，加黄芩、黄连、黄柏、大黄，酌而用之。

### 葛花解醒汤

**要诀** 葛花解醒发酒汗，懒食热倦呕头疼，参葛四苓白蔻缩，神曲干姜陈木青。

【解释】伤酒宜用葛花解醒汤汗之，汗出立愈。其证头痛懒食，呕吐身热，倦怠而烦，似乎外感而实非外感，皆因酒所致也。方即人参、葛花、白术、茯苓、猪苓、泽泻、白蔻、缩砂、神曲、干姜、陈皮、木香、青皮。

### 秘方化滞丸

**要诀** 秘方化滞寒热滞，一切气积痛攻方，巴豆醋制棱莪术，青陈连半木丁香。

【解释】秘方化滞丸，治不论寒热一切气滞积痛，攻下之妙药也。即巴豆、三棱、莪术、青皮、陈皮、黄连、半夏、木香、丁香也。此方出《丹溪心法附余》书中，屡试屡验，按证随引，量其老少虚实增损进退，以意用之，久久自得其效。

## 虚劳总括

**要诀** 虚损成劳因复感，阳虚外寒损肺经，阴虚内热从肾损，饮食劳倦自脾成，肺损皮毛洒寒嗽，心损血少月经凝，脾损食少肌消泻，肝损胁痛懒于行。肾损骨痿难久立，午热夜汗骨蒸蒸，从下皮聚毛落死，从上骨痿不起终。恐惧不解则伤精，怵惕思虑则伤神，喜乐无极则伤魄，悲哀动中则伤魂，忧愁不已则伤意，盛怒不止则伤志，劳倦过度则伤气，气血骨肉筋精极。

【解释】虚者，阴阳、气血、荣卫、精神、骨髓、津液不足是也。损者，外而皮、脉、肉、筋、骨，内而肺、心、脾、肝、肾，消损是也。成劳者，谓虚损日久，留连不愈，而成五劳、七伤、六极也。因复感者，谓不足之人，阳虚复感外寒，则损从皮毛肺始；阴虚更生内热，则损从骨髓肾始；内伤饮食劳倦，则损从肌肉脾始。此虚损成劳之因。然其证有五：一损皮聚毛落，洒淅恶寒咳嗽，肺劳也；二损血脉虚少，男子面无血色，女子月经不

医宗金鉴

订正仲景全书金匮要略注

杂病心法要诀

通，心劳也；三损饮食减少，肌肉消瘦，大便
溏泻，脾劳也；四损两胁引胸而痛，筋缓不能
行，肝劳也。五损骨痿不能久立，午后发热，
盗汗骨蒸，肾劳也。从下肾脏损起者，损至皮
聚毛落则死也。从上肺脏损起者，损至骨痿不
能起于床则终也。从脾脏损起者，或至皮聚毛
落，或至骨痿不起，皆死也。

虚损为七伤之证：一，恐惧不解则伤精，
精伤则骨酸痿厥，精时自下，盖五脏主藏精
者，不可伤，伤则失守而阴虚，阴虚则无气，
无气则死矣。二，怵惕思虑则伤神，神伤则恐
惧自失，破䐃脱肉，毛悴色夭，死于冬也。
三，喜乐无极则伤魄，魄伤则狂，狂则意不存
人，皮革焦，毛悴色夭，死于夏也。四，悲哀
动中则伤魂，魂伤则狂妄不精，不精则不正，
阴缩而挛筋，两胁骨不举，毛悴色夭，死于秋
也。五，忧愁不已则伤意，意伤则悗乱，四肢
不举，毛悴色夭，死于春也。六，盛怒不止则
伤志，志伤则喜忘其前言，腰脊不可以俯仰屈
伸，毛悴色夭，死于季夏也。七，劳倦过度则
伤气，气伤则火愈壮，壮火则食气，故无气以
动，喘乏汗出，内外皆越，则气日耗，气日耗
则死矣。

虚损为六极之证：一，数转筋，十指爪甲

痛，筋极也。二，牙齿动，手足痛，不能久立，骨极也。三，面无血色，头发坠落，血极也。四，身上往往如鼠走，削瘦干黑，肉极也。五，气少无力，身无膏泽，翕翕羸瘦，眼无精光，立不能定，身体苦痒，搔之生疮，精极也。六，胸胁逆满，恒欲大怒，气少不能言，气极也。

【按】前人分七伤之证。似多不经。依《内经》改之。庶后学易明也。

# 虚劳死证

要诀　阴劳细数形尽死，阳劳微革气脱终，枯白颧红一侧卧，嗽哑咽痛咯星红。五脏无胃为真脏，形肉虽存不久停，一息二至名曰损，一息一至行尸名。大骨枯槁大肉陷，动作益衰精髓空，真脏未见一岁死，若见真脏克期凶。喘满动形六月死，一月内痛引肩胸，身热破䐃肉尽脱，十日之内不能生。真脏脉见目眶陷，目不见人顷刻倾，若能见人神犹持，至所不胜日时终。

【解释】阴虚之劳脉细数，则必形消著骨而后死者，阴主形也。阳虚之劳脉微革，则不待瘵尽忽然而脱者，阳主气也。五脏之脉无和缓象，为无胃之真脏脉，即形肉虽存，亦必不久于人世也。一息二至，损病之脉也。一息一至，行尸之脉也。大骨，颧、肩、股、腰之大骨也。大肉，头项、四肢之大肉也。枯槁者，骨痿不能支也。陷下者，肉消陷成坑也。动作精神渐衰，真脏脉不见，期一岁死。若真脏脉见，遇所不胜之时日，凶可期也。若真脏脉不见，有是证者，喘满动形，六月而死；有是证者，五脏内损，痛引肩胸者，一月而死；有是证者，肉尽之处，皆枯燥破裂，谓之破䐃，身热不已，十日内死。真脏脉见，目眶下陷，视不见人，顷刻而死。若能见人，则神尚未去，至所不胜之日时而死也。

## 虚劳治法

**要诀** 后天之治本血气，先天之治法阴阳，肾肝心肺治在后，脾损之法同内伤。

【解释】后天脾胃水谷生化荣卫，故治法本乎气血。先天肾脏精气生化之原，故治法本乎阴阳。五脏虚损治法，俱在于后，而脾脏虚损治法已载内伤，故曰同内伤也。

### 拯阴理劳汤

**要诀** 阴虚火动用拯阴，皮寒骨蒸咳嗽

侵，食少痰多烦少气，生脉归芍地板贞。薏苡
橘丹连合草，汗多不寐加枣仁，燥痰桑贝湿苓
半，阿胶咳血骨热深。

【解释】此方即人参、麦冬、五味、当归、
白芍、生地、龟板、女贞、薏苡、橘红、丹
皮、莲子、百合、炙草也。汗多不寐，俱加枣
仁。咳而嗽痰，加桑皮、贝母。嗽而湿痰，加
茯苓、半夏。咳嗽、咯血，加阿胶。骨蒸热
深，加地骨皮也。

## 拯阳理劳汤

要诀　阳虚气弱用拯阳，倦怠恶烦劳则
张，表热自汗身酸痛，减去升柴补中方，更添
桂味寒加附，泻入升柴诃蔻香，夏咳减桂加麦
味，冬咳不减味干姜。

【解释】此汤即人参、黄芪、炙草、白术、
陈皮、肉桂、当归、五味子也。倦怠，懒于动
也，恶烦劳动，则气张而喘乏也。恶寒加附
子，泄泻仍入升麻、柴胡，更加诃子、肉蔻、
木香也，夏月咳嗽，减肉桂加麦冬、五味子，
冬月咳嗽，不减肉桂，更加五味子、干姜也。

## 六味地黄汤　都气汤　七味地黄汤
## 生脉地黄汤　桂附地黄汤　知柏地黄汤
## 金匮肾气汤

**要诀** 肾虚午热形消瘦，水泛为痰津液伤，咳嗽盗汗失精血，消渴淋浊口咽疮，熟地药萸丹苓泽，加味劳嗽都气汤，引火归原加肉桂，火妄刑金生脉良。桂附益火消阴翳，知柏壮水制阳光，车牛桂附名肾气，阳虚水肿淋浊方。

【解释】午热，午后发热也。水泛为痰，谓日食饮食所化津液，肾虚不能摄水，泛上为痰也。盗汗，谓睡而汗出，觉而即止之汗也。失精，遗精也。消渴，谓饮水而即消，渴仍不止也，淋者，尿淋漓不利也。浊者，尿之前后有浊液也。口咽生疮，虚火炎也。均宜六味地黄汤治之。劳嗽加味，谓加五味子，名都气汤也。引火归原加肉桂，名七味地黄汤。火妄刑金加生脉饮，名生脉地黄汤也。桂附，谓加肉桂、附子。知柏，谓加知母、黄柏。车牛桂附，谓加车前、牛膝、肉桂、附子，名桂附、知柏肾气等汤也。

### 大补阴丸　滋阴降火汤

**要诀** 大补阴丸制壮火，滋阴降火救伤金，龟板知柏地髓剂，二冬归芍草砂仁，咳加百味汗地骨，血痰金贝虚芪参，虚热无汗宜散火，有汗骨蒸亦补阴。

【解释】阴虚火旺，无水以制，宜用大补阴

丸滋水制火。方即龟板、知母、黄柏、生地为末，猪脊髓炼蜜为丸。若火旺无制，妄行伤金，肺痿咳嗽，宜用滋阴降水汤救其伤金。方即大补阴丸加麦冬、天冬、当归、白芍、炙草、缩砂。咳甚加百合、五味子，盗汗加地骨皮，咯血加郁金，痰多加川贝母，气虚加人参、黄芪。凡虚热如火烙手，无汗者为火郁，宜升阳散火汤，有汗者为骨蒸，亦宜大补阴丸及滋阴六黄等汤也。

### 保元汤

**要诀** 一切气虚保元汤，芪外参内草中央，加桂能生命门气，痘疮灰陷与清浆。

【解释】保元汤，即人参、黄芪、炙草也。黄芪补表气，人参补里气，炙草补中气，加肉桂能生命门真气，且能治小儿痘疮灰白、顶陷、清浆。

### 四君子汤　五味异功汤　六君子汤
### 七味白术散　四兽饮

**要诀** 脾胃气虚四君子，脉软形衰面白黄，倦怠懒言食少气，参苓术草枣姜强。气滞加陈异功散，有痰橘半六君汤，肌热泻渴藿木葛，虚疟六君果梅姜。

【解释】治气虚兼气滞不快，依四君加陈皮，名五味异功散。治气虚兼有痰饮，依四君加橘红、

半夏，名六君子汤。治气虚肌热渴泻，依本方加
藿香、木香、葛根，名七味白术散。治气虚久疟
留连不愈，依六君子汤，加草果、乌梅、生姜，
名四兽饮。

### 芎归汤　开骨散

**要诀**　一切血病芎归汤，产后胎前必用
方，气虚难产参倍入，交骨难开龟发良。

【解释】芎归汤，即川芎、当归，又名佛手
散。气虚产难或时久伤气。依本方倍加人参。
临产交骨难开，依本方加整龟板一具，本人梳
下乱发一团，他人梳下之发亦可，名开骨散。

### 四物汤　圣愈汤　六物汤　加味四物
### 汤　地骨皮饮

**要诀**　调肝养血宜四物，归芎芍地酌相
应，气虚血少参芪补，气燥血热知柏清。寒热
柴丹炒栀子，但热无寒丹骨平，热甚芩连寒桂
附，止血茅蒲破桃红。

【解释】调肝养血宜四物汤，即当归、川
芎、白芍、熟地黄。酌相应，谓补血用白芍、
熟地，破血用赤芍，凉血用生地。气虚血少，
宜加参、芪，名圣愈汤。气燥血热，宜加知、
柏，名六物汤。血虚寒热往来，宜加味四物
汤，即本方加柴胡、丹皮、炒栀子也。血虚惟
发热不恶寒，宜地骨皮饮，即本方加地骨皮、

牡丹皮也。血分热甚，依本方加黄芩、黄连。寒甚加肉桂、附子，破血加桃仁、红花，止血加茅根、蒲黄炒黑。

## 八珍汤　十全大补汤　人参养荣汤

**要诀**　一切气血两虚证，八珍四物与四君，气乏色枯毛发落，自汗盗汗悸忘臻，发热咳嗽吐衄血，食少肌瘦泄泻频，十全大补加芪桂，荣去芎加远味陈。

【解释】气虚，四君子汤。血虚，四物汤。气血两虚，八珍汤。八珍者，即四君、四物也。若有气乏色枯，毛发脱落，自汗盗汗，心悸健忘，发热咳嗽，吐血衄血，食少肌瘦，泄泻等证，则宜十全大补汤，即八珍汤加黄芪、肉桂也，人参养荣汤，即十全大补汤减去川芎，更加远志、五味子、陈皮也。

## 小建中汤　黄芪建中汤　当归建中汤 双和饮

**要诀**　虚劳腹痛小建中，悸衄之血梦失精，手足烦热肢酸痛，芍草饴桂枣姜同，卫虚加芪黄芪建，荣虚当归建中名，温养气血双和饮，三方减饴加地芎。

【解释】诸虚劳极，里急腹痛，宜以小建中汤温和脾胃。并治里虚心悸，衄下亡血，夜梦失精，手足烦热，四肢酸痛，血液亏损等证。

是方白芍药、甘草、饴糖、中桂、大枣、生姜也。若卫气虚者，加黄芪，名曰黄芪建中汤。若里不急、腹不痛有是证者，则当以温养气血，用双和饮，即此三方减去饴糖，加入熟地、川芎，乃八珍汤减人参、白术、茯苓，加黄芪、中桂，盖以补阴血为主也。

## 补肝汤

**要诀** 补肝汤治肝虚损，筋缓不能自收持，目暗眽眽无所见，四物酸枣草瓜宜。

【解释】补肝汤，即当归、川芎、白芍、熟地、酸枣仁、炙草、木瓜也。

## 加味救肺饮

**要诀** 加味救肺治肺损，嗽血金家被火刑，归芍麦味参芪草，百花紫菀马兜铃。

【解释】加味救肺饮，即当归、白芍、麦冬、五味子、人参、黄芪、炙草、百合、款冬花、紫菀、马兜铃也。

## 天王补心丹

**要诀** 天王补心心虚损，健忘神虚烦不眠，柏子味苓归地桔，三参天麦远朱酸。

【解释】是方，即柏子仁、五味子、茯苓、当归、生地、桔梗、丹参、人参、玄参、天冬、麦冬、远志、朱砂、酸枣仁。

## 归脾汤

**要诀** 归脾思虑伤心脾，热烦盗汗悸惊俱，健忘怔忡时恍惚，四君酸远木归芪。

【解释】悸，心自跳动也。惊，目触物骇也。健忘，言事易忘也。怔忡，心冲动甚也。恍惚，心时不明也。方乃四君子，加酸枣仁、远志、木香、当归、黄芪。

## 人参固本汤丸　保元生脉固本汤

**要诀** 固本肺肾两虚病，肺痿咳血欲成劳，二冬二地人参共，保元生脉脾同调。

【解释】人参固本汤、丸，即人参、天冬、麦冬、生地、熟地也。依本方再加保元之黄芪、炙草，生脉之五味，三方合一，名保元生脉固本汤。同调，谓同调脾、肺、肾三经虚也。

## 逍遥散

**要诀** 逍遥理脾而清肝，血虚骨蒸烦嗽痰，寒热颊赤胁不快，妇人经病脉虚弦，术苓归芍柴薄草，加味栀丹肝热添，肝气滞郁陈抚附，热加吴萸炒黄连。

【解释】是方，即白术、茯苓、当归、白芍、柴胡、薄荷、甘草也。肝气热，依本方加炒栀子、丹皮，名加味逍遥散。肝气滞加陈皮，肝气郁加抚芎、香附，肝气郁热，加吴茱

黄、炒川黄连。惟薄荷只可少许为引，不宜
多用。

## 痨瘵总括

**要诀**　痨瘵阴虚虫干血，积热骨蒸咳嗽
痰，肌肤甲错目黯黑，始健不泻下为先。

【解释】久病痨疾而名曰瘵。瘵者，败也，
气血两败之意也。有阴虚干血者，有阴虚积热
者，当以诸补阴药治之。肌肤甲错，谓皮肤干
涩也。目黯黑者，谓目黑无光也。始健，谓初
病尚壮。不泻，谓久病不泻也，二者皆可以攻
下为先治也。

## 痨瘵治法

**要诀**　痨瘵至泻则必死，不泻能食尚可
痊，初取利后宜详审，次服柴胡清骨煎，虚用
黄芪鳖甲散，热衰大补养荣参，皮热柴胡胡连
入，骨蒸青蒿鳖甲添，阴虚补阴诸丸剂，阳虚
补阳等汤圆，咳嗽自同咳嗽治，嗽血成方太
平丸。

【解释】痨瘵之人，病至大便泄泻，则必死
矣。若不泻能食，尚堪任药攻治，故可痊也。
初取利后，审其热之微甚，人之强弱。若热甚

人强，宜用柴胡清骨散；热不甚人弱，宜用黄芪鳖甲散；热微人弱，宜用十全大补、人参养荣等汤。若皮外发热，加柴胡、胡连。骨内蒸热，加青蒿、鳖甲。午后阴虚发热，宜用补阴诸丸汤药。阳虚恶寒清瘦，宜用补阳诸丸汤药。咳嗽不已，同咳门方参而治之。嗽血者，宜用成方太平丸可也。

## 大黄䗪虫丸　大黄青蒿煎　传尸将军丸

**要诀**　干血大黄䗪虫治，积热蒿黄胆便煎，癸亥腰眼灸七壮，后服传尸将军丸。

【解释】大黄䗪虫丸有成方。大黄青蒿煎，即青蒿、大黄、猪胆汁、童便煎。痨瘵日久，有生恶虫，身死之后，多遭传染，甚而灭门，名曰传尸痨，宜癸亥日灸两腰眼各七壮，后服传尸将军丸。此方载《丹溪心法》书中。

## 柴胡清骨散

**要诀**　清骨骨蒸久不痊，热甚秦知草胡连，鳖甲青蒿柴地骨，韭白髓胆童便煎。

【解释】此方乃秦艽、知母、炙草、胡连、鳖甲、青蒿、柴胡、地骨皮、韭白、猪脊髓、猪胆汁、童便也。

### 黄芪鳖甲散

**要诀** 黄芪鳖甲虚劳热，骨蒸晡热渴而烦，肌肉消瘦食减少，盗汗咳嗽出血痰，生地赤芍柴秦草，知芪菀骨半苓煎，人参桂桔俱减半，鳖甲天冬桑倍添。

【解释】此方即生地、赤芍、柴胡、秦艽、炙草、知母、黄芪、紫菀、地骨皮、半夏、茯苓、人参、桂枝、桔梗、鳖甲、天冬、桑白皮也。

## 自汗盗汗总括

**要诀** 自汗表阳虚恶冷，阳实蒸热汗津津，盗汗阴虚分心肾，心虚不固火伤阴。

【解释】无因汗出，谓之自汗。自汗谓表阳虚，汗出则恶寒冷，宜用后方。若蒸蒸发热，汗出不恶寒，则为里阳实，宜以调胃承气汤下之。睡则汗出，觉则汗止，谓之盗汗。盗汗为阴虚，当分心虚不固，心火伤阴也。

### 黄芪六一汤 玉屏风散 黄芪中汤

**要诀** 自汗表虚黄芪草，玉屏风散术芪防，气虚加参阳虚附，血虚黄芪建中汤。

【解释】黄芪六一汤，即黄芪六钱，甘草一钱也。玉屏风散，即黄芪、白术、防风也。二方皆治表虚自汗，若气虚加人参，阳虚加附子可也。若不恶寒不气少，则为血虚，不可用参、附，宜黄芪建中汤，即小建中汤加黄芪也。方在伤寒门。

### 当归六黄汤　酸枣仁汤

**要诀**　盗汗心火下伤阴，归芪二地柏连芩，心虚酸枣芍归地，知柏芩芪五味参。

【解释】当归六黄汤，治心火伤阴盗汗，即当归、黄芪、黄芩、黄连、黄柏、生熟地黄也。酸枣仁汤，治心虚不固盗汗，即酸枣仁、当归、白芍、生地、知母、黄柏、茯苓、黄芪、五味子、人参也。


## 失血总括

**要诀**　九窍出血名大衄，鼻出鼻衄脑如泉，耳目出血耳目衄，肤出肌衄齿牙宣，内衄嗽涎脾唾肾，咯心咳肺呕属肝，精窍尿血膀胱淋，便血大肠吐胃间。

【解释】九窍一齐出血，名曰大衄。鼻出血，曰鼻衄。鼻出血如泉，曰脑衄。耳出血，曰耳衄。目出血，曰目衄。皮肤出血，曰肌衄。齿牙出血，曰齿衄，又名牙宣。此皆衄血随所患处而命名也。若从口出则为内衄，内衄出血，涎嗽出于脾，唾出于肾，咯出于心，咳出于肺，呕出于肝，吐出于胃，尿血从精窍而出，淋血从膀胱而出。呕吐之分，呕则有上逆漉漉之声，吐则无声也。

## 失血死证

**要诀** 失血身凉脉小顺，大疾身热卧难凶，口鼻涌出而不止，大下溃腐命多倾。

【解释】大疾，脉大疾也。卧难，不能卧也。大衄、大下，血出如涌泉不止，内溃腐尸之气，则命倾也。

## 失血治法

**要诀** 阳乘阴热血妄行，血犯气分不归经，血病及腑渗入浊，由来脏病溢出清。热伤失血宜清热，劳伤理损自然平，努即内伤初破逐，久与劳伤治法同。

【解释】凡失血之证，阳盛乘阴，则血为热迫，血不能安于脉中而妄行气分，不能回归经脉也。若血病伤及于腑者，则血渗入肠胃浊道，上从咽出，下从二便而出也。血病伤及于脏者，则血溢出胸中清道，上从喉出，下从精窍而出也。夫血藏于脏内，行于脉中，躯壳之中不可得而见也。非有损伤，不能为病。而损伤之道有三：一曰热伤，宜以清热为主；一曰劳伤，宜以理损为主；一曰努伤，初宜以破逐为主，久亦宜以理损为主也。

### 犀角地黄汤

**要诀**　热伤一切失血病，犀角地黄芍牡丹，胸膈满痛加桃大，热甚吐衄入芩连，因怒呕血柴栀炒，唾血玄参知柏煎，咯加二冬嗽二母，涎壅促嗽郁金丸。

【解释】热伤一切失血之病，皆宜犀角地黄汤。若胸膈满痛，是为瘀血，加桃仁、大黄。若吐血热盛，加黄芩、黄连。因怒致吐血及呕血者，加柴胡、炒栀。唾血加玄参、黄柏、知母，咯血加天冬、麦冬，嗽血加知母、贝母。涎壅气促，阵阵急嗽带出血者，宜郁金丸，方在后。

### 加味救肺饮加郁金汤

**要诀**　劳伤吐血救肺饮，嗽血加调郁金汤。形衰无热气血弱，人参养荣加麦良。

【解释】救肺饮，即虚劳门之加味救肺饮加调郁金末也。若气血虚弱不见火象，宜用人参养荣汤加麦门冬也。

### 芎归饮

**要诀**　饱食用力或持重，努破脉络血归芎，呕血漉漉声上逆，跌扑堕打有瘀行。

【解释】饱食用力，或因持重努伤脉络，失血涌吐，宜用芎归饮，引血归经，及呕血跌扑堕打，伤其脉络，令人大吐者，亦皆宜之。其有瘀血者，或加大黄以下之，或加桃仁、红花以破之，或加郁金、黄酒以行之。

### 参地煎

**要诀** 参地衄吐血不已，热随血减气随亡，气虚人参为君主，血热为君生地黄。

【解释】参地煎，即人参、生地黄也。凡因热伤衄、吐血不已者，则热已随血减，然气亦随血亡也。气虚甚者，当倍人参为君。血热者，宜倍生地为君。时时煎服自止也。

### 泻肺丸

**要诀** 嗽血壅逆虚苏子，积热痰黄泻肺丸，楼仁半贝金葶杏，三黄惟大有除添。

【解释】嗽血痰壅气逆，形气虚者，苏子降气汤降之，方见诸气门。痰黄积热，形气实者，用泻肺丸下之，即瓜蒌仁、半夏、浙贝母、郁金、苦葶苈子、杏仁、黄连、黄芩、大黄也。惟大黄形气实者加之，若形气虚者，或大便溏泻，则减去不用。

### 保肺汤

**要诀** 保肺肺痈吐脓血，白及薏苡贝金陈，苦梗苦葶甘草节，初加防风溃芪参。

【解释】保肺汤，即白及、薏苡仁、贝母、金银花、陈皮、苦桔梗、苦葶苈、甘草节也。初起加防风，溃后加生黄芪、人参。

## 牛膝四物汤

**要诀** 尿血同出痛淋血，尿血分出尿血名，尿血精窍牛四物，淋血八正地金通。

【解释】淋血、尿血二证，若尿与血同出而痛，名曰淋血。尿与血分出，名曰尿血。尿血为精窍之病，用四物倍加牛膝。淋血为尿窍之病，用八正散，加木通、生地、郁金治之。

## 珀珠散

**要诀** 尿血诸药而不效，块血窍滞茎急疼，珀珠六一朱砂共，引煎一两整木通。

【解释】尿血一证，乃精窍为病，每次因忍精不泄，提气采战，或因老年竭欲而成。服诸药不效者，所尿之血成块，窍滞不利，茎中急疼欲死者，用珀珠散，日三服，每服三钱，引用整木通去粗皮黄色者，煎汤调服。其方即琥珀末一钱，珍珠末五分，朱砂末五分，飞滑石六钱，甘草末一钱，合均，分三服。若其人大便结燥不通，以八正散加牛膝、郁金下之。有热尿涩，以导赤散加牛膝、郁金清之。利后仍服此药，自有奇功。

## 槐花散

**要诀** 便血内热伤阴络，风合肠风湿脏毒，槐花侧枳连炒穗，风加秦防湿楝苍。

【解释】便血二证，肠风、脏毒。其本皆热伤阴络，热与风合为肠风，下血多清；热与湿合为脏毒，下血多浊。均宜槐花散，即炒槐花、炒侧柏叶、醋炒枳壳、川黄连、炒荆芥穗，为末，乌梅汤调服。肠风，加秦艽、防风。脏毒，加炒苦楝、炒苍术。若大肿大痛，大便不通，当以脏毒未溃之疡治之，非脏毒下血之病也。

## 升阳去湿和血汤

**要诀** 便血日久凉不应，升补升芪苍桂秦，归芍丹陈二地草，热加萸连虚人参。

【解释】便血日久，服凉药不应，宜升补，用升阳去湿和血汤。即升麻、黄芪、苍术、肉桂、秦艽、当归、白芍、丹皮、陈皮、生地、熟地、生甘草、炙甘草也。有热，稍加吴茱萸炒川连。虚加人参可也。

# 消渴总括

**要诀** 试观年老多夜尿，休信三消尽热干，饮多尿少浑赤热，饮少尿多清白寒。

【解释】上消属肺，饮水多而小便如常；中消属胃，饮水多而小便短赤；下消属肾，饮水多而小便浑浊，三消皆燥热病也。然试观年老好饮茶者，夜必多尿，则休信三消皆热，而亦有寒者矣。饮水多，小便少而浑赤者属热，是火盛耗水而浑也。饮水少，小便多而清白者属寒，是火虚不能耗水也。

## 消渴生死

**要诀** 三消便硬若能食，脉大实强尚可医，不食舌白传肿泻，热多舌紫发痈疽。

【解释】三消，饮水多不能食，若能食大便硬，脉大强实者，为胃实热，下之尚可医也。若不能食，湿多舌白滑者，病久则传变水肿泄泻。热多舌紫干者，病久则发痈疽而死也。

## 消渴治法

### 竹叶黄芪汤

**要诀** 便硬能食脉大强，调胃金花斟酌当，不食渴泻白术散，竹叶黄芪不泻方，黄芪黄芩合四物，竹叶石膏减粳姜，气虚胃热参白虎，饮一溲二肾气汤。

【解释】调胃，谓调胃承气汤。金花，谓栀

子金花汤。方俱在伤寒门，酌其所当用可也。不食而渴，已属胃虚，兼之泄泻，胃虚无热矣。故用七味白术散，方在虚损门。若不食而渴，亦不泻者，是虽虚而犹有燥热也，宜用竹叶黄芪汤，即黄芪、黄芩、当归、川芎、白芍、生地、竹叶、石膏、人参、炙草、麦冬、半夏也。若气虚胃热盛者，宜用人参白虎汤。若下焦虚寒，饮一溲二者，宜用肾气汤。

## 神之名义

**要诀**　**形之精粹处名心，中含良性本天真，天真一气精神祖，体是精兮用是神。**

【解释】动植之物，一有其形，则形之至精、至粹之处，即名曰心。动物之心者，形若垂莲，中含天之所赋，虚灵不昧之灵性也。植物之心者，即中心之芽，中含天之所赋，生生不已之生意也。此形若无此心，则形无主宰，而良性、生意亦无著落矣。此心若无良性、生意，则心无所施用，不过是一团死肉、一枯草木之芽耳。盖人虽动物之贵，而其中含良性与一切动物皆同，本乎天真也。天真之气，分而言之为精、气、神，故曰以精为体，以神为用也。合而言之，浑然一气，故曰天真一气，精神之祖也。

# 神之变化

**要诀** 神从精气妙合有，随神往来魂阳灵，并精出入阴灵魄，意是心机动未形，意之所专谓之志，志之动变乃思名，以思谋远是为虑，用虑处物智因生。

【解释】魂，阳之灵，随神往来。魄，阴之灵，并精出入。盖神机不离乎精气，亦不杂乎精气，故曰妙合而有也。故指神而言，则神超乎精气之外，指精气而言，则神寓乎精气之中。意者，心神之机，动而未形之谓也。志者，意所专注也。思者，志之变动也。虑者，以思谋远之谓也。智者，以虑处物之谓也。此皆识神变化之用也。

# 五脏神情

**要诀** 心藏神兮脾意智，肺魄肝魂肾志精，气和志达生喜笑，气暴志愤恚怒生，忧思系心不解散，悲哭哀苦凄然情，内生惧恐求人伴，外触骇然响动惊。

【解释】五脏所藏七神：心藏神，脾藏意与智，肺藏魄，肝藏魂，肾藏精与志也。五脏所生七情：心生喜，肝生怒，脾生忧、思，肺生

悲，肾生恐也。气和则志达，故生喜笑。气暴
则志愤，故生恚怒。系心不解散，故生忧思。
凄心则哀苦，故生悲哭。内恐外触非常事物，
故生恐惧惊骇也。

# 神病治法

## 朱砂安神丸

**要诀** 内生不恐心跳悸，悸更惊惕是怔
忡，善忘前言曰健忘，如昏似慧恍惚名，失志
伤神心胆弱，痰饮九气火相乘，清热朱连归地
草，余病他门治法精。

【解释】惊悸、怔忡、健忘、恍惚、失志、
伤神等病，皆因心虚胆弱，诸邪得以乘之也。
心气热者，先用朱砂安神丸以清之。其余虚实
诸邪，则当与虚损、九气、癫痫、痰饮等门合
证拣方，自有效法之处。

## 仁熟散

**要诀** 恐畏不能独自卧，胆虚气怯用仁
熟，柏仁地枸味萸桂，参神菊壳酒调服。

【解释】恐畏不能独自卧者，皆因气怯胆虚
也。仁熟散，即柏子仁、熟地黄、枸杞子、五
味子、山茱萸、桂心、人参、茯神、菊花、枳
壳，为末，老酒调服也。

# 癫痫总括

**要诀** 经言癫狂本一病，狂乃阳邪癫是阴。癫疾始发意不乐，甚则神痴语不伦。狂怒凶狂多不卧，目直骂詈不识亲。病发吐涎昏噤倒，抽搐省后若平人。

【解释】李时珍曰：经有言癫狂疾者，又言癫疾为狂者，是癫狂为兼病也。邪入于阳者狂，邪入于阴者癫。盖癫疾始发，志意不乐，甚则精神呆痴，言语不伦，而睡如平时，以邪并于阴也。狂疾始发多怒不卧，甚则凶狂欲杀，目直骂詈，不识亲疏，而夜多不卧，以邪并于阳也。然俱不似痫疾发则吐涎神昏卒倒无知，口噤牙紧，抽搐时之多少不等，而省后起居饮食皆若平人为别也。痫虽分而为五，曰鸡、马、牛、羊、猪名者，以病状偶类故也。其实痰、火、气、惊，四者而已，所以为治同乎癫狂也。

## 三圣散 青州白丸子 滚痰丸 遂心丹 矾郁丸 控涎丹 抱胆丸 镇心丹

**要诀** 癫狂痫疾三圣吐，风痰白丸热滚痰，痰实遂心气矾郁，痰惊须用控涎丹，无痰

抱胆镇心治，发灸百会自然安，初发皂角灌鼻
内，涎多欲止点汤盐。

【解释】癫狂痫疾初起多痰者，先以三圣散
吐之。风盛有痰者，用青州白丸子。热盛有痰
者，用礞石滚痰丸。痰而形气实者用遂心散，
甘遂、朱砂、猪心也。痰而兼气郁者用矾郁
丸，白矾、郁金也。痰而兼惊者用控涎丹。无
痰神轻因而惊悸者用镇心丹、抱胆丸。皆成方
也。痫病发时灸百会，不拘壮数，以苏为止。
再发再灸，以愈为度。初发用皂角汁灌鼻内，
其风涎即从鼻口中涕唾而出，若苏后其涎不
止，以盐汤服之自止。

## 诸气总括

寒气　炅气　喜气　怒气　劳气　思
气　悲气　恐气　惊气

**要诀**　一气触为九寒炅，喜怒劳思悲恐
惊。寒收外束腠理闭，炅泄内蒸腠理通，喜则
气缓虚极散，劳耗思结气难行，怒气逆上甚呕
血，下乘脾虚飧泻成，恐则气下伤精志，惊心
无倚乱怔忡，悲消荣卫不散布，壮行弱著病
丛生。

【解释】一气流行不为邪触，何病之有？若

为寒触，外束皮肤，腠理闭，其气收矣，即寒病也。炅，火也。若为火触，热蒸汗出，腠理开，其气泄矣，即暑病也。若为喜触，喜则气和志达，其气缓矣。素中虚极者，缓则气散，即暴脱也。若为劳触，劳则喘息，且汗出，其气耗矣，即劳倦也。若为思触，心有所存，气留不行，其气结矣，即郁气也。若为怒触，怒则气逆甚呕血，其气上矣。上极而下乘脾之虚，则为飧泄也。若为恐触，恐则精却伤精志，其气下矣。若为惊触，心无所依，神无所归，虑无所定，其气乱矣。怔忡心动，不安之病也。若为悲触，心肺气戚，荣卫不散，其气消矣。凡此九气丛生之病，壮者得之气行而愈，弱者得之气著为病也。

## 诸气辨证

**要诀**　短气气短不能续，少气气少不足言，气痛走注内外痛，气郁失志怫情间，上气气逆苏子降，下气气陷补中宣，臭甚伤食肠胃郁，减食消导自然安。

【解释】短气者，气短而不能续息也；少气者，气少而不能称形也，皆为不足之证。气痛者，气为邪阻，气道不通，或在经络，或在脏腑，攻冲走注疼痛也。上气乃浊气上逆，下气为清气下陷。气郁者，或得于名利失志，或得于公私怫情，二者之间也。浊气上逆，苏子降气汤。清气下陷，补中益气汤，甚者加诃子、五味子。然清气下陷，下气不甚臭秽，惟伤食下气，其臭甚秽，乃肠胃郁结，谷气内发，而不宣通于肠胃之外。郁在胃者，上噫气也；郁在肠者，下矢气也。补中益气汤，方见内伤门。

# 诸气治法

**要诀** 寒热热寒结者散，上抑下举惊者平，喜以恐胜悲以喜，劳温短少补皆同。

【解释】寒者热之，麻黄、理中是也。热者寒之，白虎、生脉是也。结者散之，越鞠解郁是也。上者抑之，苏子降气是也。下者举之，补中益气是也。惊者平之，镇心、妙香是也。喜以恐胜，悲以喜胜，以情治情也。劳者温之，短气少气者补之，保元、四君是也。

## 木香流气饮

**要诀** 木香流气调诸气，快利三焦荣卫行，达表通里开胸膈，肿胀喘嗽气为疼，六君丁皮沉木桂，白芷香附果苏青，大黄枳朴槟蓬术，麦冬大腹木瓜通。

【解释】木香流气饮，调治一切诸气为病。其功能快利三焦，通行荣卫，外达表气，内通里气，中开胸膈之气，其水肿胀满，气壅喘嗽，气痛走注，内外疼痛，并皆治之。即人参、白术、茯苓、炙甘草、橘皮、半夏、丁皮、沉香、木香、中桂、白芷、香附、草果、苏叶、青皮、大黄、枳壳、厚朴、槟榔、蓬术、麦冬、大腹皮、木瓜、木通也。

### 分心气饮

要诀　分心气饮治七情，气滞胸腹不流行，正减芷朴通木附，麦桂青桑槟壳蓬。

【解释】分心气饮，治七情气滞，胸腹之病。正者，谓藿香正气散也。正减者，谓即藿香正气散方减白芷、厚朴，加木通、木香、香附、麦冬、官桂、青皮、桑皮、槟榔、枳壳、蓬术也。

### 苏子降气汤　越鞠汤

要诀　苏子降气气上攻，下虚上盛气痰壅，喘咳涎嗽胸膈满，气秘气逆呕鲜红，橘半肉桂南苏子，前朴沉归甘草同。郁食气血痰湿热，越鞠苍栀曲附芎。

【解释】苏子降气汤，治下虚上盛，气壅上攻，喘咳涎嗽，胸膈满闷，气秘便难，气逆呕血，即橘皮、半夏、肉桂、南苏子、前胡、厚朴、沉香、当归、甘草也。越鞠汤治六郁，食郁、气郁、血郁、痰郁、湿郁、热郁，即苍术、山栀、神曲、香附、抚芎也。夫气郁之病若久，必与血、痰、湿、热、饮、食相合，故治郁之方，可治气郁也。其气实者加木香，气虚者加人参，血实者加红花，血虚者加当归，痰多者加半夏，湿多者加白术，热多者加萸、连，饮多者加茯苓，食多者加麦蘗，在临证者消息耳。

## 四七汤

**要诀** 四七七气郁生痰，梅核吐咯结喉间，调和诸气平和剂，半苓厚朴紫苏煎，快气橘草香附入，妇人气病效如仙，恶阻更加芎归芍，气痰浊带送白丸。

【解释】四七汤，治七情过节，七气病生，郁结生痰，如絮如膜，凝结喉间，咯之不尽，咽之不下，名曰梅核气。日久不愈，变生噎膈，上吐涎沫，下秘二便也。宜用此平和之剂，即半夏、茯苓、厚朴、紫苏叶也。胸腹中气不快，加橘皮、甘草、香附，亦治妇人一切气病。妇人有孕喜吐者，名曰恶阻，更加川芎、当归、白芍。妇人肥白，多痰气郁，有白浊带下者，亦以本方送青州白丸子可也。

## 镇心丹　妙香散

**要诀**　惊实镇心朱齿血，惊虚妙香木麝香，山药茯神参芪草，朱砂桔梗远苓菖。

【解释】心气实病惊者，宜用镇心丹，即朱砂、龙齿末等分，猪心血为芡实大丸，每服三丸，麦冬汤下。心气虚病惊者，宜用妙香散加菖蒲，即木香、麝香、山药、茯神、人参、黄芪、炙草、朱砂、桔梗、远志、茯苓、石菖蒲也。

## 遗精总括

**要诀**　不梦而遗心肾弱，梦而后遗火之强，过欲精滑清气陷，久旷溢泻味醇伤。

【解释】不梦而遗，谓无所感于心而自遗，则为心肾虚弱不固也。梦而后遗，谓有所感于心，相火煽而强迫之，则为二火之强不固也。或过欲之人，日惯精滑，或清气不足，下陷不固，或久旷之人，精盛溢泻，或醇酒厚味，火强不固，皆为是病也。

### 龙骨远志丸　坎离既济汤　封髓丹

**要诀**　心肾虚弱朱远志，龙骨神苓菖蒲参，久旷火旺地知柏，胃虚柏草缩砂仁。

【解释】龙骨远志丸，治心肾虚弱，不梦而

遗者，即龙骨、朱砂、远志、茯神、茯苓、石菖蒲、人参也。坎离既济汤，治梦而后遗，火强久旷者，即生地、黄柏、知母也。若胃虚食少便软，则不宜生地、知柏，恐苦寒伤胃，故宜封髓丹，即黄柏、甘草、缩砂仁也。

### 补精丸

**要诀** 精出不止阳不痿，强中过补过淫成，久出血痛形羸死，或发消渴或发痈，阳盛坎离加龙骨，实热解毒大黄攻，调补骨脂韭山药，磁石苁蓉参鹿茸。

【解释】精出不止，阳强不倒，名曰强中。此病皆因过服房术中补药，或贪淫过欲而成也。若不急治，日久精尽，阳强不化，迫血而出，疼痛不已，形羸而死。或不即死，亦必发消渴、大痈也。阳盛阴虚者，宜大剂坎离既济汤，加生龙骨清而补之。形实热盛者，宜黄连解毒汤，加大黄先攻其热可也。病后热去，调理宜补精丸，即补骨脂、韭子、山药、磁石、肉苁蓉、人参、鹿茸也。

## 浊带总括

**要诀** 浊病精窍尿自清，秽物如脓阴内疼，赤热精竭不及化，白寒湿热败精成。

【解释】赤多属热，亦有浊带日久，精竭阳虚，不及化白而属寒者，白多属寒，亦有败精湿热酿成腐化，变白而属热者。是则不可概以寒热论赤白也。

## 清心莲子饮　萆薢分清饮　珍珠粉丸

要诀　浊热清心莲子饮，寒萆菖乌益草苓，湿热珍珠炒姜柏，滑黛神曲椿蛤同。

【解释】赤浊带下属热者，宜用清心莲子饮，方在淋门。白浊带下属寒者，宜用萆薢分清饮，即萆薢、菖蒲、乌药、益智、甘草、茯苓也。赤白浊带下属湿热者，宜用珍珠粉丸，即炒黑姜、炒黄柏、滑石、青黛、炒神曲、炒椿皮、蛤粉也。

## 黑锡丹

要诀　黑锡上盛下虚冷，精竭阳虚火上攻，上壅头痛痰气逆，下漏浊带白淫精，骨脂茴香胡芦巴，肉蔻桂附木金樱，沉香阳起巴戟肉，硫铅法结要研明。

【解释】赤白浊带下属虚寒者，及虚阳上攻，头痛喘嗽，痰壅气逆，俱宜黑锡丹。即补骨脂、小茴香、胡芦巴、肉蔻、附子、肉桂、木香、金樱子、沉香、阳起石、巴戟、硫黄、黑铅也。

# 痰饮总括

**要诀** 阴盛为饮阳盛痰，稠浊是热沫清寒，燥少黏连咯不易，湿多易出风掉眩，膈满呕吐为伏饮，支饮喘咳肿卧难，饮流四肢身痛溢，嗽引胁痛谓之悬，痰饮素盛今暴瘦，漉漉声水走肠间，饮留肺胸喘短渴，在心下悸背心寒。

【解释】饮则清稀，故为阴盛。痰则稠浊，故为阳盛。稠浊，是热痰属心也。沫清，是寒痰属肾也。少而黏连咯不易出，是燥痰属肺也。多而易出，是湿痰属脾也。搐搦眩晕，是风痰属肝也。膈上痰满，呕吐痰涎，此饮留于膈间，名曰伏饮也。喘咳面肿不得卧，此饮留于肺，名曰支饮也。饮流四肢，身体重痛，此饮留行于体，名曰溢饮也。咳嗽引胁疼痛，此饮留于胁下，名曰悬饮也。素盛今瘦，漉漉有声，水走肠间，此饮留于肠胃，名曰痰饮也。凡饮留于胸肺，则喘满短气而渴。饮留于膈下，则心下悸或背心寒冷也。

## 二陈汤 燥痰汤

**要诀** 诸痰橘半茯苓草，惟有燥者不相当，风加南星白附子，热加芩连寒桂姜，气合四七郁香附，虚入参术湿入苍，燥芩旋海天冬橘，风消枳桔贝蒌霜。

【解释】诸痰谓一切痰，皆宜二陈汤治之。即橘红、半夏、茯苓、甘草也。因有芩、半，性过渗燥，故与燥痰不相当也。依本方风痰加南星、白附子，热痰加黄芩、黄连，寒痰加干姜、肉桂，气痰加厚朴、苏叶，即是合四七汤也，因郁生痰加香附，气虚有痰加人参、白术，即六君子汤也，湿痰加苍术。燥痰宜用燥痰汤，即枯黄芩、旋覆花、海石、天冬、橘红、风化芒硝、枳壳、桔梗、贝母、瓜蒌霜也。

### 茯苓指迷丸

要诀　茯苓风消枳壳半，痰饮平剂指迷丸，寒实瓜蒂透罗治，热实大陷小胃丹。

【解释】指迷丸，治一切痰饮平和之剂，即茯苓、风化芒硝、枳壳、半夏也。痰饮寒实者，用瓜蒂散吐之，或用透罗丹下之。热实者，在膈上用大陷胸汤、丸，在三焦用小胃丹攻之。

### 半夏茯苓汤加丁香汤　越婢加术汤

要诀　流饮控涎苓桂治，伏饮神佑半苓丁，支饮葶苈悬十枣，溢饮越术小青龙。

【解释】留饮者，谓一切饮留于上下、内外

也。实者用控涎丹攻之，虚者用苓桂术甘汤温之。伏饮实者用神佑丸，虚者用半夏三钱、茯苓二钱、丁香一钱、生姜三钱，煎服治之，即半夏茯苓汤加丁香也。支饮用葶苈大枣汤，悬饮用十枣汤治之。溢饮有热者用越婢加术汤，即麻黄、石膏、甘草、生姜、大枣，加苍术也。有寒者用小青龙汤治之。

## 咳嗽总括

**要诀** 有声曰咳有痰嗽，声痰俱有咳嗽名，虽云脏腑皆咳嗽，要在聚胃关肺中。胃浊脾湿嗽痰本，肺失清肃咳因生，风寒火郁燥痰饮，积热虚寒久劳成。

【解释】有声无痰曰咳，有痰无声曰嗽，有声有痰曰咳嗽。《内经》虽云五脏六腑皆令人咳，而大要皆在聚于胃、关于肺也。因胃浊，则所游溢之精气，与脾湿所归肺之津液皆不能清，水精之浊，难于四布，此生痰之本，为嗽之原也。肺居胸中，主气清肃，或为风寒外感，或为痰热内干清肃，有失降下之令，因气上逆而咳嗽也。久劳成，谓久病咳嗽不已，伤肺成劳也。

参苏饮　芎苏饮　香苏饮　茯苓补心汤

**要诀**　参苏感冒邪伤肺，热寒咳嗽嚏痰涎，气虚用参实减去，二陈枳桔葛苏前，头痛加芎喘加杏，芩因热入麻干寒，虚劳胎产有是证，补心四物量抽添。

【解释】参苏饮，治感冒风寒伤肺，咳嗽、嚏唾痰涎、发热、恶寒也，即人参、苏叶、橘红、半夏、茯苓、甘草、枳壳、桔梗、前胡、葛根也。形气虚者，必用人参，若形气实，减去可也。若头痛，依本方去人参，以前胡易柴胡加川芎，名芎苏饮。若喘嗽，依本方去人参加杏仁，名杏苏饮。若内有热，加黄芩，有寒加麻黄、干姜。若虚劳之人，及胎前产后而有是病，依本方合四物汤，名茯苓补心汤，量其虚实、寒热加减可也。

泻心散　葶苈泻白散

**要诀**　泻白肺火郁气分，喘咳面肿热无痰，桑骨甘草寒麻杏，血分加芩热甚连，咳急呕逆青橘半，郁甚失音诃桔添，停饮喘嗽不得卧，加苦葶苈效通仙。

【解释】泻白散，即桑皮、地骨皮、甘草也。治喘嗽面肿，无痰身热，是为肺经火郁气分。若无汗，是为外寒郁遏肺火，加麻黄、杏

仁以发之。若无外证惟面赤，是为肺经火郁血
分，加黄芩。内热甚者，更加黄连以清之。咳
急呕逆者，加青皮、橘红、半夏以降之。火郁
甚而失音者，加诃子肉、桔梗以开之。若喘嗽
面浮不得卧者，是为兼有停饮，加苦葶苈以泻
之，名葶苈泻白散。

## 清肺汤

**要诀** 清肺肺燥热咳嗽，二冬母草橘芩
桑，痰加蒌半喘加杏，快气枳桔敛味良。

【解释】清肺汤，即麦冬、天冬、知母、贝
母、甘草、橘红、黄芩、桑皮也。有痰燥而难
出，加瓜蒌子。痰多加半夏，喘加杏仁，胸膈
气不快加枳壳、桔梗，久则宜敛，加五味子。

## 清燥救肺汤

**要诀** 喻氏清燥救肺汤，肺气虚燥郁咳
方，参草麦膏生气液，杏枇降逆效功长，胡麻
桑叶阿润燥，血枯须加生地黄，热甚牛黄羚犀
角，痰多贝母与蒌霜。

【解释】喻氏，喻嘉言也。枇，枇杷叶也。
羚犀，羚羊角、犀角也。蒌霜，瓜蒌霜也。

## 透罗丹　泻肺丸

**要诀** 寒实痰清透罗丹，咳时涎壅气出
难，巴杏大牵皂半饼，热实痰稠泻肺丸。

【解释】寒实痰盛涎清，热实痰盛稠黏，皆

能令人咳嗽。嗽时痰涎顿壅，气闭难出。寒实者用透罗丹，即巴豆、杏仁、大黄、牵牛、皂角、半夏，共为末，蒸饼为小丸，量服，方出《丹溪心法附余》。热实者，宜泻肺丸，方见失血门。

## 人参泻肺汤

**要诀** 积热伤肺宜泻肺，喘嗽痰多黏色黄，胸膈满热大便涩，凉膈枳桔杏参桑。

【解释】人参泻肺汤，即凉膈散，栀子、连翘、薄荷、黄芩、大黄、甘草、枳壳、桔梗、杏仁、人参、桑皮也。

## 钟乳补肺汤

**要诀** 补肺虚寒喘嗽血，皮毛焦枯有多年，生脉菀款桑皮桂，钟英糯米枣姜煎。

【解释】补肺汤，即人参、麦冬、五味子、款冬花、紫菀、桑皮、桂枝、钟乳石、白石英、糯米、大枣、生姜也。

## 人参养肺汤

**要诀** 养肺平剂肺气虚，劳久喘嗽血腥宜，参草杏阿知母枣，乌梅罂粟骨桑皮。

【解释】人参养肺汤，为治肺气虚损久劳，不寒不热之平剂也。其方即人参、炙草、杏仁、阿胶、知母、大枣、乌梅、罂粟壳、地骨皮、桑皮也。

### 清宁膏　太平丸

**要诀**　咳嗽痰血清宁治，甘桔麦地橘龙圆，薏米川贝薄荷末，血过于痰太平丸。

【解释】咳嗽痰少血多，用太平丸。方，诸书俱有。

### 琼玉膏　杏酥膏

**要诀**　琼玉膏治肺虚劳，肺痿干嗽咳涎滔，生地膏蜜参苓末，不虚燥蜜杏酥膏。

【解释】琼玉膏治虚燥，先以生地煎膏，后入炼白蜜、人参、茯苓末，搅成膏。杏酥膏治不虚而燥，以杏仁霜、奶酥油、炼白蜜，溶化合膏。

## 喘吼总括

**要诀**　喘则呼吸气急促，哮则喉中有响声，实热气粗胸满硬，虚寒气乏饮痰清。

【解释】呼吸气出急促者，谓之喘急。若更喉中有声响者，谓之哮吼。气粗胸满不能布息而喘者，实邪也；而更痰稠便硬者，热邪也；气乏息微不能续息而喘者，虚邪也；若更痰饮清冷，寒邪也。

## 喘急死证

**要诀**　喘汗润发为肺绝，脉涩肢寒命不昌，喘咳吐血不得卧，形衰脉大气多亡。

【解释】气多，谓出气多、入气少也。

### 华盖汤　千金定喘汤　葶苈大枣汤

要诀　外寒喘吼华盖汤，麻杏苏草橘苓桑，减苓加芩款半果，饮喘难卧枣葶方。

【解释】外寒伤肺喘急，用华盖散。即麻黄、杏仁、苏子、甘草、橘红、赤茯苓、桑皮也。依本方减茯苓，加黄芩、款冬花、半夏、白果，名千金定喘汤，治哮吼表寒之喘。葶苈大枣汤，治停饮不得卧之喘也。

### 萝皂丸　苏子降气汤

要诀　火郁喘急泻白散，痰盛作喘萝皂丸，蒌仁海石星萝皂，气喘苏子降气痊。

【解释】面赤浮肿，谓之火郁之喘，宜泻白散。痰盛声急，谓之痰喘，宜萝皂丸。无痰声急，谓之气喘，宜苏子降气汤。方在诸气门。

### 五味子汤　黑锡丹　肾气汤　人参理肺汤

要诀　气虚味麦参陈杏，虚寒黑锡肾气汤，日久敛喘参桔味，麻杏罂粟归木香。

【解释】五味子汤，即五味子、麦冬、人参、陈皮、杏仁也。人参理肺汤，即人参、桔梗、五味子、麻黄、杏仁、罂粟壳、当归、木

伤寒杂病心法要诀

杂病心法要诀

香也。黑锡丹，方在浊带门。肾气汤，方在虚劳门。

# 肿胀总括

**要诀** 卫气并脉循分肉，内伤外感正邪攻，外邪客脉为脉胀，邪留分肉肤胀生。

【解释】经曰：卫气之在身也，常然并脉循分肉行，阴阳相随，何病之有？若其人内伤七情，外感六气，饮食失节，劳役过度，则邪正相攻，荣卫失和。卫气与风寒之邪客于脉中，则为脉胀。卫气与风寒之邪留于分肉，则为肤胀也。

# 诸脉胀 单腹胀 肤胀 鼓胀

**要诀** 脉胀筋起络色变，久成单腹末脱清，肤胀壅壅初不硬，缠绵气鼓胀膨膨。

【解释】脉胀之证，腹筋起，络色变，久而不已，则成单腹胀，四末脱瘦清冷也。肤胀之证，壅壅然初不坚硬，缠绵不愈，则成气鼓胀满，膨膨急硬也。

# 肠覃 石瘕

**要诀** 外邪干卫客肠外，肠覃月事以时行，外邪干营客胞内，石瘕经闭状妊盈。

【解释】风寒之邪，不客于脉中分肉，而干卫气，深入客于肠外，僻而内著，日以益大，状如怀子，月事仍以时行，名曰肠覃。或干营气，深入客于胞中，恶血留止，日以益大，状如怀子，月事不以时下，名曰石瘕。此皆生于女子，在男子则为疝病也。

## 水胀 石水 风水

**要诀** 皮厚色苍多是气，皮薄色泽水湿成，气速安卧从上下，水渐难眠咳喘征，石水少腹肿不喘，风水面肿胫足同，石水阴邪寒水结，风水阳邪热湿凝。

【解释】凡肿胀之病，皮厚色苍者，皆属气也。皮薄色泽者，皆属水也。气，阳也，阳性急，故为胀速，每从上肿而渐下，得以安卧，邪在外也。水，阴也，阴性迟，故为胀渐，每从下肿而渐上，更有咳喘不得卧之征也。石水之证，少腹肿满，水在下，故不喘也。上肿曰风，下肿曰水。故风水之证，面与胫足同肿也。然石水属阴邪，故曰寒结也。风水属阳邪，故曰热湿凝也。

# 胀满水肿死证

**要诀** 腹胀身热及失血，四末清脱泻数行，肿起四肢后入腹，利旋满肿腹筋青，唇黑脐突阴囊腐，缺盆脊背足心平，脉大时绝或虚涩，肿胀逢之却可惊。

【解释】腹胀身热，阳盛胀也，若吐衄泻血，则阴亡矣。四肢瘦冷，阴盛胀也，若数泻不止，则中脱矣。先肿胀腹，后散四肢者可治。先肿四肢，后归入腹者不治。肿胀之病多实，服利下之药，旋消旋起，则为正不胜邪，亦不治。腹筋青涨高起，胀肿苍黑，脐肿突出，阴囊肿腐，缺盆脊背肿平，足心肿平，则五脏伤，皆不治也。脉大而时绝，或虚涩细，则气血败，皆死脉也。

## 木香流气饮

**要诀** 肤胀脉胀通身胀，单腹鼓胀四肢平，肤胀木香流气饮，脉胀加姜黄抚芎。

【解释】肤胀，皮肤胀也；脉胀，经脉胀也。此二胀皆通身胀也。单腹胀，四肢不胀，鼓胀，其胀如鼓，此二胀，皆腹胀四肢不胀也。肤胀宜用木香流气饮，脉胀亦用此汤，更加姜黄、抚芎也。方在诸气门。

### 厚朴散　下瘀血汤

**要诀**　单腹鼓胀分气血，气实肠覃厚朴槟，木枳青陈遂大戟，血实石瘕下瘀汤。

【解释】单腹胀、鼓胀，当分气血而治。肠覃亦气病也，故同气实胀者一治之，皆用厚朴散，即厚朴、槟榔、木香、枳壳、青皮、陈皮、甘遂、大戟。石瘕亦血病也，故同血实胀者一治之，宜用下瘀血汤，即大黄、桃仁、䗪虫、甘遂也。

### 寒胀中满分消汤　热胀中满分消汤

**要诀**　气虚胀病分寒热，中满分消有二方，寒胀参芪归苓朴，半夏吴萸连二姜，升柴乌麻青柏泽，毕澄草蔻益木香，热缩六君知猪泽，枳朴芩连干姜黄。

【解释】胀有虚、实、寒、热，若胀而形气虚少寒者，宜用寒胀中满分消汤，即人参、黄芪、当归、茯苓、厚朴、半夏、吴茱萸、黄连、干姜、生姜、升麻、柴胡、川乌、麻黄、青皮、黄柏、泽泻、毕澄茄、草豆蔻、益智、木香也。胀而形气虚少热者，宜用热胀中满分消汤，即缩砂、人参、白术、茯苓、炙甘草、广皮、半夏、知母、猪苓、泽泻、枳壳、厚朴、黄芩、黄连、干姜、姜黄也。

# 水肿治法

**要诀** 上肿多风宜乎汗，下肿多湿利水泉，汗宜越婢加苍术，利用贴脐琥珀丹，外散内利疏凿饮，喘不得卧苏葶先，阳水热浚湿神祐，阴水实脾肾气丸。

【解释】从上肿者，多外感风邪，故宜乎汗。从下肿者，多内生湿邪，故宜乎利水。外散风水，宜用越婢汤加苍术，即麻黄、石膏、甘草、苍术也。内利水湿，宜用贴脐等法。一以巴豆去油四钱，水银粉二钱，硫黄一钱，研匀成饼。先用新绵一片布脐上，内饼，外用帛缚，时许自然泻下恶水。待下三五次，去药以粥补住。日久形羸，隔一日取一次，一饼可救三五人。一以鲜赤商陆根，杵烂贴脐上，以帛缚定，水自小便出。一以田螺四个，大蒜五个，车前子末三钱，研成饼，贴脐中，以帕缚之，少时尿利即愈。或内服沉香琥珀丸，即苦葶苈子、真郁李仁、防己、沉香、陈皮、琥珀、杏仁、苏子、赤茯苓、泽泻、麝香也。若通身肿，则当外散内利，宜用疏凿饮子两解之。若水盛上攻，喘急不得卧，则当先用苏子葶苈丸以定喘，即此二味，等分为末，枣肉丸。阳水属热实者，热盛宜用大圣浚川散；湿盛宜用舟车神祐丸以下之。二方在《医宗必读》。阴水属寒虚者，脾虚不食便软，宜用实脾饮；肾虚胫足冷硬，宜用肾气丸。

### 疏凿饮子　茯苓导水汤

**要诀**　水肿两解疏凿饮，和剂茯苓导水汤，疏凿椒目赤小豆，槟榔商陆木通羌，秦艽大腹苓皮泽，茯苓导水泽苓桑，木香木瓜砂陈术，苏叶大腹麦槟榔。

【解释】水肿，外散内利两解，峻者疏凿饮，即椒目、赤小豆、槟榔、商陆、木通、羌活、秦艽、大腹皮、茯苓皮、泽泻也。外散内利两解和者，茯苓导水汤，即泽泻、茯苓、桑皮、木香、木瓜、砂仁、陈皮、白术、苏叶、大腹皮、麦冬、槟榔也。

### 实脾饮

**要诀**　里实自然寻浚祐，里虚实脾四君香，木瓜附子大腹子，厚朴草果炒干姜，投诸温补俱无验，欲诸攻下又难当，须行九补一攻法，缓求淡食命多昌。

【解释】里实二便涩者，宜用浚川散、神祐丸。里虚二便通者，宜用实脾饮，即人参、白术、茯苓、炙草、木香、木瓜、川附子、大腹子、厚朴、草果、炒干姜也。肿胀之病属虚寒者，自宜投诸温补之药，而用之俱无效验者，虚中必有实邪也。欲投诸攻下之药，而又难堪，然不攻之终无法也，须行九补一攻之法。是用补养之药九日，俟其有可攻之机，而一日用泻下之药攻之。然攻药亦须初起少少与之，不胜病、渐加之，必审其药与元气相当，逐邪而有伤正，始为法也。其后或补七日、攻一日，补五日、攻一日，补三日、攻一日，缓缓求之，以愈为度。若能戒盐酱，淡食百日，多有生者。

# 疟疾总括

**要诀** 夏伤于暑舍营内，秋感寒风并卫居，比时或为外邪束，暑汗无出病疟疾。

【解释】经曰：痎疟皆生于风。谓四时病疟，未有不因风寒外束，暑邪内伏者也。又曰：疟者，风寒之气不常也。此言比时病疟者也。又曰：夏伤于暑，秋为痎疟。又曰：夏暑汗不出者，秋成风疟。谓夏伤于暑，其邪甚者即病暑，其邪微者则舍于营，复感秋气寒风，与卫并居，则暑与风寒合邪，始成疟病也。其不即病伤寒者，亦以有暑邪预伏于营中也。盖有风无暑，惟病风，有暑无风，惟病暑，必风暑合邪，始病疟也。

## 日作间作

**要诀** 疟随经络循伏膂，深入脊内注伏冲，横连膜原薄脏腑，会卫之时正邪争，得阴内薄生寒栗，得阳外出热蒸蒸，邪浅日作日会卫，邪深间作卫迟逢。

【解释】疟气之邪，伏藏于营，随其经络，循脊膂之表而下。此初病邪浅，传舍之次也。其邪深者，则入脊膂之内，伏注于冲脉，横连诸经脂膜之原内及脏腑。此邪渐深，传舍之次也。卫气者，一日一夜周于身。每至明旦，则出足太阳睛明，大会于风府，腠理乃开，开则所客营卫之邪入，邪入得阴内薄则生寒，得阳外出则生热，内外相薄，邪正交争，而病乃作也。病初邪浅者，卫行未失常度，其邪日与卫会，故日作也。病久邪深者，卫行迟失常度，其邪不能日与卫会，故间日乃作也。时有间二日、间三日，或至数日作者，亦卫气行愈迟，会愈迟，故作愈迟也。

## 疟昼夜作

**要诀** 卫不循经行脉外，阳会昼发阴夜发，邪退自然归阳分，病进每必入阴家。

【解释】营气循经而行脉中，卫气不循经而行脉外，惟日行于三阳，夜行于三阴，故邪在三阳之浅者，则昼发。邪在三阴之深者，则夜发。病邪将退者，夜发退为昼发，此为去阴就阳，则病欲已也。病邪渐进者，昼发进为夜发，此为去阳入阴，则病益甚也。

## 疟早晏作

要诀　卫气平旦会风府，邪传日下一节间，从头循下故益晏，下极复上早之缘。

【解释】卫气流行，每日平旦会于风府，而邪气中人，从头项历风府，下循背腰，日下传脊之一节，邪与卫会日晚，故作日益晏也。邪传下极骶冲，其气复上行，邪与卫会日早，故作日益早也。

## 疟疾治法

要诀　疟初气实汗吐下，表里俱清用解方，清解不愈方可截，久疟形虚补自当。

【解释】疟初气实，均宜汗、吐、下。有表里证汗下之，胸满呕逆有饮者吐之。表里俱清，宜用和解。清解不愈，表里无证，可用截药止之。久疟形羸气虚，宜用补剂，自当然也。

### 桂麻各半汤

**要诀** 疟初寒热两平者，桂麻各半汗方疗，汗少寒多麻倍入，汗多倍桂热加膏。

【解释】疟病初起，寒热不多不少两平者，宜桂麻各半汤汗之。汗少寒多热少者，倍麻黄汤汗之。汗多寒少热平者，倍桂枝汤汗之，热多者，更加石膏。

### 麻黄羌活汤　桂枝羌活汤　麻黄羌活加半夏汤　白虎汤　白虎桂枝汤　柴胡白虎汤　柴胡桂枝汤

**要诀** 寒多寒疟而无汗，麻黄羌活草防寻。热多有汗为风疟，减麻添桂呕半均。先热后寒名温疟，白虎汗多合桂君。瘅疟但热柴白虎，牝疟惟寒柴桂亲。

【解释】此皆诸疟初起之汗法也。先伤于寒，后伤于风，先寒后热，寒多热少无汗，谓之寒疟，宜用麻黄羌活汤，即麻黄、羌活、防风、甘草也。先伤于寒，后伤于风，先寒后热，热多寒少有汗，谓之风疟，宜用桂枝羌活汤，即桂枝、羌活、防风、甘草也。二证呕者，均加半夏。先伤于风，后伤于寒，先热后寒，谓之温疟，宜用白虎汤，汗多合桂枝汤。阳气盛，阳独发，则但热而不寒，谓之瘅疟，宜用柴胡白虎汤，即小柴胡合白虎汤也。阴气盛，阴独发，则但寒而不热，谓之牝疟，宜用柴胡桂枝汤，即小柴胡合桂枝汤也。

### 草果柴平汤　大柴胡汤

**要诀**　食疟痞闷噫恶食，草果小柴平胃宜，疟里便硬大柴下，消槟果朴量加之。

【解释】因食而病疟者，则痞闷、噫气、恶食，宜小柴胡合平胃散加草果清之。凡疟有里不清、便硬者，宜大柴胡汤加芒硝、厚朴、草果、槟榔下之。

### 清脾饮

**要诀**　疟疾已经汗吐下，清解未尽寒热方，清脾白术青朴果，小柴参去入苓姜，气虚加参痰橘半，饮多宜逐倍姜槟，渴热知膏天花粉，食滞麦曲湿泽苍。

【解释】疟疾已经或汗或吐或下，表里无证，法当清解，宜用清脾饮和之。即白术、青皮、厚朴、草果、柴胡、黄芩、半夏、甘草、茯苓、生姜也。气虚者加人参，痰多者加橘红倍半夏，饮多者倍生姜加槟榔，渴热者加知母、石膏、天花粉，食滞者加麦芽、神曲，湿盛者加泽泻、苍术。

# 久疟 虚疟 劳疟

**要诀** 久疟气虚脾胃弱，四兽益气等汤斟，劳疟鳖甲十全补，热除芪桂入柴芩。

【解释】久患疟疾，形气俱虚，脾胃弱不思食，宜用四兽饮、补中益气等汤，斟酌治之。久病劳损，气血两虚，而病疟疾者，名曰劳疟。宜用十全大补汤，倍加鳖甲，热盛者除去黄芪、肉桂，加柴胡、黄芩也。

## 柴胡截疟饮　密佗僧散

**要诀** 诸疟发过三五次，表里皆清截法先，未清截早发不已，已清不截正衰难，截虚柴胡截疟饮，小柴梅桃槟常山，截实不二佗僧散，烧酒冷调服面南。

【解释】凡疟按法治之，发过三五次，表里无证，当先以截疟药截之。若表里未清截早，则疟疾必复发之不已。表里已清不截，则正衰邪盛而难治也。截不足人之疟，宜用小柴胡汤加常山、槟榔、乌梅、桃仁、姜、枣煎，并浮露一宿，次日发前一二时小温服，恶心以糖拌乌梅肉压之。截有余人之疟，宜用不二饮全方，或密佗僧细末，大人七分，小儿量之，冷烧酒调，面南如前法服之。一服不愈，再服必止，戒鸡、鱼、豆腐、面食、羹汤、热粥、热物。

## 痎疟疟母

**要诀** 痎疟经年久不愈，疟母成块结癖瘕，形实控涎或化滞，攻后余法与前同。

【解释】痎疟，经年不愈之老疟也。疟母，久疟腹中成块癖也。形实宜用控涎丹以攻痰饮，或用化滞丸以攻积滞。攻后之余法，与前所治疟法同也。

### 桂枝麻黄柴胡四物去杏仁加桃仁汤

**要诀** 疟在夜发三阴疟，桂麻柴物杏易桃，鬼疟尸注多恶梦，恐怖苏合效功高。

【解释】疟在夜发，名曰三阴疟疾。初热宜用桂枝汤、麻黄汤、小柴胡汤、四物汤方合剂，以杏仁易桃仁，增损汗之，汗解之后，余同前法。鬼疟亦多在夜发，由尸气注之，比三阴疟疾，则夜多恶梦，时生恐怖，宜用苏合香丸治之。

## 霍乱总括

**要诀** 挥霍变乱生仓卒，心腹大痛吐利兼，吐泻不出干霍乱，舌卷筋缩入腹难。

【解释】欲吐不吐，欲泻不泻，心腹大痛，名曰干霍乱，又名搅肠痧。若舌卷筋缩，则卵阴入腹，难治也。

## 藿香正气散　二香汤　甘露饮

要诀　霍乱风寒暑食水，杂邪为病正气方，藿苏陈半茯苓草，芷桔腹皮厚朴当，转筋木瓜吴萸入，暑合香薷湿入苍，暑热六一甘露饮，寒极乌附理中汤。

【解释】霍乱之病，得之于风寒暑食水邪杂揉为病，乱于肠胃，清浊相干，故心腹大痛吐泻也。藿香正气散，即藿香、苏叶、陈皮、半夏、茯苓、甘草、白芷、桔梗、大腹皮、厚朴也；暑则吐多，合香薷饮名二香汤。湿则泻多，加苍术。暑热甚者，用辰砂六一散，或五苓散加石膏、滑石、寒水石，名甘露饮。寒极肢厥脉伏者，用炮川乌、炮川附合理中汤。

## 噎膈翻胃总括

要诀　三阳热结伤津液，干枯贲幽魄不通，贲门不纳为噎膈，幽门不放翻胃成。二证留连传导隘，魄门应自涩于行，胸痛便硬如羊粪，吐沫呕血命难生。

【解释】三阳热结，谓胃、小肠、大肠三腑

热结不散，灼伤津液也。胃之上口为贲门，小肠之上口为幽门，大肠之下口为魄门。三腑津液既伤，三门自然干枯，而水谷出入之道不得流通矣。贲门干枯，则纳入水谷之道路狭隘，故食不能下，为噎塞也。幽门干枯，则放出腐化之道路狭隘，故食入反出为翻胃也。二证留连日久，则大肠传导之路狭隘，故魄门自应燥涩难行也。胸痛如刺，胃脘伤也。便如羊粪，津液枯也。吐沫呕血，血液不行，皆死证也。

## 人参利膈丸　汞硫散

**要诀**　五汁大黄清燥热，丁沉君子理虚寒，便秘壅遏应利膈，吐逆不止汞硫先，利膈小承参草木，归藿槟桃麻蜜丸，汞一硫二研如墨，老酒姜汁服即安。

【解释】五汁，谓五汁饮，以清燥干也。大黄，谓大黄汤，即大黄一味，用姜汁炙大黄片变黑黄色，量人强弱，每用二三钱，加陈仓米一撮，葱白二茎，煎去滓服，以治热结也。丁香、沉香加入四君子、六君子、理中汤内，治虚寒也。利膈，谓利膈丸，即枳壳、厚朴、大黄、人参、甘草、木香、当归、藿香、槟榔、桃仁、火麻仁，蜜为丸也。汞硫，谓汞硫散也。

四君子汤　四物汤　二陈汤　二十四味流气饮

**要诀**　气少血枯四君物，痰多气滞二陈流，余者亦同呕吐法，竭思区画待天休。

【解释】气少者宜四君子汤，血枯者宜四物汤，痰多宜二陈汤，气滞者宜二十四味流气饮。其余之治法同呕吐。此病虽竭心思区画，亦不过尽人事以待天命也。

## 呕吐哕总括

**要诀**　有物有声谓之呕，有物无声吐之征，无物有声哕干呕，面青指黑痛厥凶。

【解释】面色青，指甲黑也。中痛不止，肢厥不回，其凶可知也。

小半夏汤　橘皮半夏汤　大半夏汤黄连半夏汤　丁萸六均汤

**要诀**　呕吐半姜为圣药，气盛加橘虚蜜参，热盛姜连便闭下，寒盛丁萸姜六君。

【解释】便闭，谓大小二便闭而不行，宜攻下也。初吐切不可下，恐逆病势也。

五汁饮　硫汞散　化滞丸

**要诀**　润燥止吐五汁饮，芦荠甘蔗竹沥姜，呕吐不下硫汞坠，积痛作吐化滞良。

【解释】五汁饮，即芦锥、荸荠、甘蔗、竹沥、姜汁也。呕吐诸药，汤水到咽即吐者，宜用重坠之药，以石硫黄二钱，水银一钱，同研如煤色极细，用老酒姜汁调服。稍点白滚汤，亦可顿服之，其药即不能吐出。次日大便出黑色秽物，诸汤水药服之，则不吐也。如不大便黑色，再服，以大便利为度。吐而痛者，乃积也，宜化滞丸。

## 诸泄总括

湿泻　濡泻　水泻　洞泻　寒泻　飧泻　脾泻　肾泻

要诀　湿胜濡泻即水泻，多水肠鸣腹不疼。寒湿洞泻即寒泻，鸭溏清彻痛雷鸣。完谷不化名飧泻，土衰木盛不升清。脾虚腹满食后泻，肾泻寒虚晨数行。

【解释】濡者，水也。洞者，直倾下也。鸭溏，如鸭屎之溏，澄彻清冷也。痛，腹痛也。雷鸣，肠鸣甚也。不升清，谓清气在下不上升也。脾泻，脾虚也。食泻，饮食后即泻也。晨数行，每至早晨行泻数次也。

食泻　胃泻　饮泻　痰泻　火泻　暑泻　滑泻　大瘕泻

**要诀** 伤食作泻即胃泻，噫气腹痛秽而黏。渴饮泻复渴饮泻，时泻时止却属痰。火泻阵阵痛饮冷，暑泻面垢汗渴烦。滑泻日久不能禁，大瘕今时作痢看。

【解释】过食作泻，名曰食泻，即胃泻也。秽而黏，所泻之物臭而黏也。渴而饮，饮而泻，泻而复渴，渴而复饮，饮而复泻，饮泻也。时或泻，时或不泻，属痰泻也。阵阵，谓泻一阵、痛一阵也。大瘕泻，即今时之痢疾病也。

## 泄泻死证

**要诀** 泄泻形衰脉实大，五虚哕逆手足寒，大孔直出无禁止，下泻上噫命多难。

【解释】五虚，谓脉细，皮寒，气少，水浆不入，大便不禁也。大孔，谓肛门大孔不禁也。

### 参苓白术散

**要诀** 湿泻胃苓分清浊，寒泻理中附子添，飧泻升阳益胃治，倍加芍药减黄连，脾泻参苓白术散，扁豆四君莲肉攒，薏苡山药缩砂桔，肾泻二神四神丸。

【解释】参苓白术散，即扁豆、人参、白

术、茯苓、炙草、莲肉、薏苡仁、山药、缩砂、桔梗也。二神丸，即补骨脂、肉豆蔻，本方加吴茱萸、五味子，名四神丸。

### 青六散　芍药芩连葛根汤　八柱散

**要诀**　食泻实下虚消导，饮泻实者神祐斟，虚者春泽甘露饮，痰泻实攻虚六君，火泻草芍芩连葛，暑泻红曲六一勻，滑泻八柱理中附，粟壳乌梅诃蔻寻。

【解释】食泻形气实者，宜大承、化滞等药下之。形气虚者，宜枳术、平胃等消导之。神祐斟，谓虽当用神祐丸逐饮，然亦斟酌不可过也。春泽，谓春泽汤也。甘露饮，谓五苓甘露饮也。芍药芩连葛根汤，即甘草、芍药、黄芩、黄连、葛根也。青六散，即六一散加红曲也。八柱散，附子理中汤加罂粟壳、乌梅、诃子、肉蔻也。

### 泻心导赤散　茯苓车前子饮　苓桂理中汤

**要诀**　口糜泄泻虽云热，上下相移亦必虚，心脾开窍于舌口，小肠胃病化职失，糜发生地通连草，泻下参苓白术宜，尿少茯苓车前饮，火虚苓桂理中医。

【解释】口疮糜烂泄泻一证，古经未载，以理推之，虽云属热，然其上发口糜下泻即止，泄泻方止，口糜即生，观其上下相移之情状，亦必纯实热之所为也。心之窍开于舌，脾之窍开于口，心脾之热，故上发口舌疮赤糜烂。胃主消化水谷，小肠主盛受消化，心脾之热下移小肠胃腑，则运化之职失矣，故下注泄泻也。口糜发时，晚用泻心导赤散，滚汤淬服之，即生地、木通、黄连、甘草梢也。下泄泻时，早晚用参苓白术散、糯米汤服之。若小便甚少，下利不止，则为水走大肠，宜用茯苓、车前子二味各等分，煎汤时时代饮，利水导热。若服寒凉药口疮不效，则为虚火上泛，宜用理中汤加肉桂大倍茯苓，降阳利水。降阳而口糜自消，水利泄泻自止，可并愈也。

## 痢疾总括

**要诀**　大瘕小肠大肠泻，肠癖滞下古痢名，外因风暑湿蒸气，内因不谨饮食生。白痢伤气赤伤血，寒虚微痛热窘疼，实坠粪前虚坠后，湿热寒虚初久称。

【解释】大瘕泻者，里急后重，数至圊而不能便，茎中痛也。小肠泻者，溲涩而便脓血，少腹痛也。大肠泻者，食已窘迫，大便色白，肠鸣切痛也。肠癖者，饮食不节，起居不时，阴受之，则入五脏，䐜胀闭塞，下为飧泻，久为肠澼，腹痛下血也。滞下者，积汁垢腻，与湿热滞于肠中，因而下也。此皆古痢之名也。然痢之为病，里急后重，下利脓血，小便赤涩。里急者，腹痛积滞也。后重者，下坠气滞也。小便赤涩者，湿热郁滞。皆因外受风暑湿蒸之气，内伤生冷饮食过度而生也。白痢自大肠来。大肠与肺为表里，肺主气，故属伤气也。赤痢自小肠来，小肠与心为表里，心主血，故属伤血也。寒闭痛甚，寒开痛微，痢开病减，故痛微也。虚者少气，气无壅滞，故亦痛微也。热者多实，性急不得舒通，故窘痛甚也。后坠下迫肛门，粪出坠止，为粪前坠，乃滞也，故曰实坠。粪出更坠，为粪后坠，非滞也，故曰虚坠。初痢多属湿热，久痢多属寒虚也。

## 噤口痢　水谷痢　风痢　休息痢　热痢　寒痢　湿痢　五色痢

**要诀**　噤口饮食俱不纳，水谷糟粕杂血脓，风痢坠重圊清血，休息时作复时停，热痢鱼脑稠黏秽，寒痢稀跌白清腥，湿痢黑豆汁浑浊，五色相杂脏气凶。

【解释】噤口痢者，下利不食，或呕不能食也。水谷痢者，糟粕脓血杂下也。风痢者，似肠风下清血而有坠痛也。休息痢者，时发作时停止也。五色痢者，五色脓血相杂而下也，若有脏腐尸臭之气则凶。

# 痢疾死证

**要诀**　水浆不入利不止，气少脉细皮肤寒，纯血噤口呕脏气，身热脉大命难全。

【解释】下利不止，水浆不入，气少脉细，皮肤寒，死于阳绝也。下利纯血，噤口，呕逆，脏气身热脉大，死于阴绝也。

## 仓廪汤　大黄黄连汤

**要诀**　初痢表热宜仓廪，里热冲心大黄连，寒痢理中诃蔻缩，附白桂赤不须言。

【解释】初痢有表证发热者，不宜攻之，法当先解其外，用仓廪汤汗之。里热盛，上冲心作呕噤口者，法当先攻其里，用大黄、黄连，好酒煎服攻之。寒痢宜用理中汤，加诃子、肉蔻、缩砂。白多者加附子，赤多者加肉桂也。

## 芍药汤

**要诀**　初痢内外无大热，芩连枳木芍归榔，桂草尿涩滑石倍，利数窘痛入大黄。

【解释】初痢外无表热，内热不盛，宜用芍药汤。即黄芩、黄连、枳实、木香、芍药、当归、槟榔、甘草，肉桂少许也。小便涩赤加滑石，下利次数无度，下坠痛甚，入大黄也。

## 香连和胃汤　参连开噤汤　贴脐法

**要诀**　痢疾下后调气血，宜用香连和胃汤，黄芩芍药香连草，陈皮白术缩砂当，赤虚更加椿榆炒，白虚参苓共炒姜，噤口参连石莲子，贴脐王瓜藤散良。

【解释】痢疾攻后病势大减，宜调气血，用香连和胃汤，即黄芩、芍药、木香、黄连、甘草、陈皮、白术、缩砂、当归也。赤痢下血多虚者，当涩之，加炒椿根白皮、炒地榆。白痢日久气虚者，加人参、茯苓、炒干姜以补之。实而噤口堪下者，以大黄黄连汤下之。不堪下者，内以人参、黄连、石莲子煎汤，徐徐服之，下咽即好。外以贴脐王瓜藤散，即王瓜藤、茎、叶经霜者，烧灰香油调，纳脐中，即有效也。

## 真人养脏汤

**要诀**　久痢寒热乌梅治，寒虚滑痢养脏汤，参术肉蔻归诃桂，芍药罂粟草木香。

【解释】久痢脏有寒热不分者，宜用乌梅丸调和之。寒虚滑脱者，宜用养脏汤温补之，即人参、白术、肉蔻、当归、诃子、肉桂、芍药、罂粟壳、甘草、木香也。

## 香连平胃散　胃风汤

**要诀**　水谷调中益气治，湿痢香连平胃方，虚湿风痢胃风治，桂粟八珍减地黄。

【解释】水谷痢者，乃脾胃虚，腐化不及，宜调中益气汤。湿痢宜木香、黄连，合平胃散方。湿而虚者，宜用胃风汤，即肉桂、粟米、八珍汤减地黄也。

## 五色痢 休息痢治法

**要诀**　五色休息皆伤脏，涩早滞热蕴于中，补之不应脉有力，日久仍攻余法同。

【解释】五色、休息二痢，皆因用止涩药早，或因滞热下之未尽，蕴于肠胃伤脏气也。用一切补养之药不应，则可知初病非止涩太早，即下之未尽也。诊其脉若有力，虽日久仍当攻也。其余治法，与诸痢同。

## 疸证总括

**要诀**　面目身黄欲安卧，小便浑黄疸病成，已食如饥饱烦眩，胃疸谷疸酒疸名，女劳额黑少腹急，小便自利审瘀生，黄汗微肿皆湿热，阴黄重痛厥如冰。

【解释】面目身黄，但欲安卧，小便黄浑，

此黄疸病已成也。如已食如饥，食难用饱，饱则心烦头眩，此欲作胃疸。胃疸者，即谷疸也。若已见黄色，疸已成矣。得之于胃有湿热，大饥过食也。酒疸者，得之于饮酒无度，而发是病也。女劳疸者，疸而额黑，少腹急，小便自利，得之于大劳大热与女交接也。瘀血发黄，亦少腹急，小便自利，但不额黑耳。详在伤寒门。黄汗者，汗出黄色染衣，面目微肿，得之于素有湿热，汗出入水浴之也。此皆湿热而成，惟阴黄则属湿寒。阴黄者，身重而痛，厥冷如冰，详在伤寒门。

## 疸病死证

**要诀**　疸过十日而反剧，色若烟熏目暗青，喘满渴烦如啖蒜，面黧汗冷及天行。

【解释】仲景曰：黄疸之病，当以十八日为期，治之十日以上宜差，反剧为难治也。色若烟熏，目神暗青，阳黄死证也。喘满渴烦不已，心胸如啖蒜刺痛，黄毒入腹，死证也。面色黧黑，冷汗染染，阴黄死证也。天行疫疠发黄，名曰瘟黄，死人最暴也。

**麻黄茵陈醇酒汤　茵陈蒿汤　栀子柏皮汤　茵陈五苓散**

要诀　表实麻黄茵陈酒，里实茵陈栀大黄，无证茵陈栀子柏，尿少茵陈五苓汤。

【解释】诸疸表实无汗者，以麻黄、茵陈，无灰好酒煎服汗之。里实不便，以茵陈、栀子、大黄下之。无表里证，以茵陈、栀子、柏皮清之。小便短少，以茵陈五苓散利之。

### 胃疸汤

要诀　谷疸热实宜乎下，不实宜用胃疸汤，茵陈胃苓减草朴，连栀防己葛秦方。

【解释】胃疸汤，即茵陈、苍术、陈皮、白术、茯苓、猪苓、泽泻、黄连、栀子、防己、葛根、秦艽也。

### 茵陈解酲汤　栀子大黄汤　蔓菁散　加味玉屏风散

要诀　酒疸虚茵解酲汤，实用栀豉枳大黄，黄汗一味蔓菁散，石膏茵陈芪术防。

【解释】酒疸虚者，用茵陈解酲汤，即葛花解酲汤加茵陈也。实者，用栀子大黄汤，即栀子、淡豆豉、枳实、大黄也。黄汗宜用蔓菁子一味，为细末，每服二钱，日三，井华水调服，小便白则愈。或用加味玉屏风散，即石膏、茵陈、黄芪、白术、防风也。

### 石膏散　肾疸汤

**要诀**　女劳实者膏滑麦，女劳虚者肾疸医，升阳散火减去芍，加芩柏曲四苓俱。

【解释】石膏散，即煅石膏、飞滑石，各等分，每服二钱，大麦汤调服。肾疸汤，即升阳散火汤减去芍药，乃升麻、苍术、防风、独活、柴胡、羌活、葛根、人参、甘草，加入黄芩、黄柏、神曲、白术、茯苓、猪苓、泽泻也。

## 积聚总括

**要诀**　五积六聚本难经，七癥八瘕载千金，肠覃石瘕辨月事，痃癖之名别浅深，脏积发时有常处，腑聚忽散无本根，癥类积痃瘕聚癖，肠满汁溢外寒因。

【解释】五积、六聚之名，本乎《难经》。五积者，肥气、伏梁、痞气、息贲、奔豚也。六聚者，积之着于孙络、缓筋、募原、脊筋、肠后、输脉也。七癥、八瘕之名，载《千金方》。七癥者，蛟、蛇、鳖、肉、发、虱、米也。八瘕者，青、黄、燥、血、脂、狐、蛇、鳖也。肠覃者，积在肠外，状如怀子，月事以时而下。石瘕者，积在胞中，状如怀子，月事不以时下，故曰辨月事也。痃者，外结募原肌肉之间。癖者，内结隐僻膂脊肠胃之后，故曰别浅深也。然积者属脏，阴也，故发有常处，不离其部。聚者属腑，阳也，故发无根本，忽聚忽散。癥不移，而可见，故类积、类痃也。瘕能移，有时隐，故类聚、类癖也。积聚、癥瘕、肠覃、石瘕、痃癖之疾，皆得之于喜怒不节则伤脏，饮食过饱则伤腑，肠胃填满，汁液外溢，为外寒所袭，与内气血、食物凝结相成也。

## 积聚难证

**要诀** 积聚牢坚不软动，胃弱溏泻不堪攻，奔豚发作状欲死，气上冲喉神怖惊。

【解释】积聚牢固不动，坚硬不软，则病深矣。胃弱食少、大便溏泻，不堪攻矣。五积之中，奔豚最为难治，若更发作，正气虚不能支，其状欲死，从少腹起，气上冲喉，神色惊怖，皆恶候也。

## 积聚治法

**要诀** 积聚胃强攻可用，攻虚兼补正邪安，气食积癖宜化滞，温白桃仁控涎丹。

【解释】积聚宜攻，然胃强能食，始可用攻。若攻虚人，须兼补药，或一攻三补，或五补一攻，攻邪而不伤正，养正而不助邪，则邪正相安也。凡攻气食积癖，宜用秘方化滞丸，方在内伤门。攻积聚、癥瘕，宜用温白丸，即万病紫菀丸，方倍川乌。攻血积、血瘕，宜用桃仁煎，即桃仁、大黄各一两，虻虫炒五钱，朴硝一两，共为末，先以醇醋一斤，用砂器慢火煎至多半盏，下末药搅良久，为小丸，前一日不吃晚饭，五更初，温酒送下一钱，取下恶物如豆汁鸡肝。未下，次日再服，见鲜血止药。如无虻虫，以蟅虫代之，然不如虻虫为愈也。攻痰积，宜用控涎丹，方在痰饮门。

## 疝证总括

**要诀** 经云任脉结七疝，子和七疝主于肝，肝经过腹环阴器，任脉循腹里之原。疝证少腹引阴痛，冲上冲心二便难，厥吐瘕癥狐出入，溃脓癃秘木癫顽。

【解释】经曰：任脉为病，男子内结七疝，女子带下瘕聚。瘕聚者，即女子之疝也。七疝主任者，原以任脉起中极，循腹里也。七疝主肝者，盖以肝经过腹里，环阴器也。是以诸疝病，无不由是二经，故主之也。疝病之证，少腹痛引阴丸，气上冲心，不得二便者，为冲疝也。少腹痛引阴丸，肝之逆气冲胃作吐者，为厥疝也。少腹之气不伸，左右癥块作痛者，为癥疝也。卧则入腹，立则出腹入囊，似狐之昼则出穴而尿，夜则入穴而不尿者，为狐疝也。少腹痛引阴丸，横骨两端约文中状如黄瓜，内有脓血者，为癀疝也。少腹痛引阴丸，小便不通者，为癃疝也。少腹不痛，阴囊肿大顽硬者，为癫疝也。

## 疝证同名异辨

**要诀** 血疝便毒溃鱼口，癀癫气坠筋即疳，水疝胞痹皆癃疝，冲似小肠腰痛连。

【解释】有谓血疝者，其证即便毒鱼口也。癀疝者，其证即癫疝也。气疝者，即偏坠也。筋疝者，即下疳也。水疝小便不通，胞痹即膀胱气，皆癃疝也。冲疝证似小肠气，而更连腰痛也。

## 诸疝治法

**要诀** 治疝左右分气血，尤别虚湿热与寒，寒收引痛热多纵，湿肿重坠虚轻然。

【解释】疝病，凡在左边阴丸属血分，凡在右边阴丸属气分。凡寒则收引而痛甚，热则纵而痛微。凡湿则肿而重坠，而虚亦肿坠，但轻轻然而不重也。

### 当归温疝汤　乌桂汤

要诀　中寒冷疝归芍附，桂索茴楝泽萸苓，外寒入腹川乌蜜，肉桂芍草枣姜同。

【解释】当归温疝汤，即当归、白芍、附子、肉桂、延胡索、小茴香、川楝子、泽泻、吴茱萸、白茯苓也。乌桂汤，即川乌、蜂蜜、肉桂、白芍药、炙甘草、生姜、大枣也。

### 乌头栀子汤

要诀　外寒内热乌栀炒，水酒加盐疝痛安，癫疝不问新与久，三层茴香自可痊。

【解释】此茴香丸，方在《医宗必读》。

### 十味苍柏散

要诀　醇酒厚味湿热疝，不谨房劳受外寒，苍柏香附青益草，茴索查桃附子煎。

【解释】此散，即苍术、黄柏、香附、青皮、益智、甘草、小茴香、南山楂、延胡索、桃仁、附子也。

### 茴楝五苓散　大黄皂刺汤

要诀　膀胱水疝尿不利，五苓茴楝与葱

盐，癥硬血疝宜乎下，大黄皂刺酒来煎。

【解释】大黄皂刺汤，即大黄、皂刺各三钱，酒煎服也。

## 羊肉汤

要诀　血分寒疝女产后，脐腹连阴胀痛疼，羊肉一斤姜五两，当归三两水八升。

## 夺命汤

要诀　冲疝厥疝痛上攻，脐悸奔豚气上行，吴茱一味为君主，肉桂泽泻白茯苓。

## 青木香丸

要诀　气疝诸疝走注痛，青木香附吴萸良，巴豆拌炒川楝肉，乌药荜澄小茴香。

【解释】青木香丸，即青木香五钱，酒醋浸炒吴茱萸一两，香附醋炒一两，荜澄茄五钱，乌药五钱，小茴香五钱，巴豆仁二十一粒，研碎拌炒川楝肉五钱，为末合均，葱涎为小丸，每服三钱，酒盐任下立愈。及能医一切疝痛神效。

## 茴香楝实丸

要诀　楝实狐疝一切疝，楝肉茴香马蔺芫，三萸二皮各一两，仍宜急灸大敦安。

【解释】茴香楝实丸，治狐疝及一切诸疝，即川楝肉、小茴香、马蔺花、芫花醋炒变焦色，山茱萸、吴茱萸、食茱萸、青皮、陈皮各一两，为末，醋糊为小丸，酒送二钱。

【按】大敦，肝经穴，在足大指甲后有毛处，诸疝均宜灸之即安。

## 头痛眩晕总括

**要诀** 头痛痰热风湿气，或兼气血虚而疼，在右属气多痰热，左属血少更属风，因风眩晕头风痛，热晕烦渴火上攻，气郁不伸痰呕吐，湿则重痛虚动增。

【解释】头痛，属痰、属热、属风、属湿、属气，或兼气虚、血虚。因风而痛，谓之头风，必眩晕。因热而痛晕者，则烦渴。因气郁而痛晕者，则志意不伸。因痰而痛晕者，则呕吐痰涎。因湿而痛晕者，则头重不起。因虚而痛晕者，动则更痛更晕也。

## 头痛眩晕死证

**要诀** 真头脑痛朝夕死，手足厥逆至节青，泻多眩晕时时冒，头卒大痛目瞀凶。

【解释】真头痛，痛连脑内，手足青冷至肘膝之节，朝发夕死。凡头痛眩晕，时时迷冒，及头目卒然大痛，目视不见，或泻多之后，皆凶证也。

### 苹茇散　芎芷石膏汤

**要诀**　头风嚏鼻热苹茇，湿盛瓜蒂入茶茗，风盛日久三圣散，内服芎芷石膏灵。芎芷石膏菊羌藁，苦加细辛风防荆，热加栀翘芩薄草，便秘尿红硝黄攻。

【解释】一切头风兼热者，以苹茇散嚏鼻。即苹茇一味为末，用猪胆汁拌过嚏之，作嚏立愈。一切头风兼湿者，以瓜蒂、松萝茶，二味为末，嚏之出黄水立愈。头风风盛时发，日久不愈，则多令人目昏，以三圣散嚏之，方在中风门内。用芎芷石膏汤，即芎、芷、石膏、菊花、羌活、藁本也。苦痛者加细辛，风盛目昏加防风、荆芥穗，热盛加栀子、连翘、黄芩、薄荷、甘草，大便秘小便赤加硝、黄，攻之自愈也。

### 茶调散　清震汤　滚痰丸　人参芎附汤

**要诀**　风热便利茶调散，雷头荷叶苍与升，痰热滚痰芎作引，虚寒真痛附参芎。

【解释】雷头风痛，头面疙瘩，耳闻雷声，宜清震汤，即荷叶、苍术、升麻也。人参芎附汤，即人参、川芎、川附也。

### 芎犀丸

**要诀**　偏正头风芎犀丸，血虚四物薄羌天，气虚补中加芎细，气逆降气黑锡丹。

【解释】血虚，面少血色，或久脱血也。天，天麻也。降气，苏子降气汤也。

### 芎麻汤　半夏白术天麻汤

**要诀**　欲吐晕重风痰痛，芎麻汤下白丸宁，虚者六君芪干柏，天麻曲蘗泽苍同。

【解释】麻，天麻也。白丸，青州白丸子也。虚者，谓风痰兼气虚者，宜半夏白术天麻汤，即六君子加黄芪、干姜、黄柏、天麻、神曲、麦蘗、泽泻、苍术也。

### 荆穗四物汤

**要诀**　头晕头痛同一治，血虚物穗气补中，气血两虚十全补，上盛下虚黑锡灵。

【解释】头晕之虚实寒热诸证，同乎头痛一治法也。其有因血虚，宜用荆穗四物汤，即当归、川芎、白芍、熟地黄、荆芥穗也。气虚，宜用补中益气汤。气血两虚，宜用十全大补汤。上盛下虚，宜用黑锡丹。

## 眼目总括

**要诀**　目为五脏六腑精，气白筋黑骨精瞳，血为眦络肉约束，裹撷系属脑项中。经热腠开因风入，合邪上攻赤肿疼，轻者外障生云翳，重者积热顿伤睛。

【解释】经曰：五脏六腑之精气，皆上注于目而为之精。精之窠为眼，气之精为白眼，筋之精为黑眼，骨之精为瞳子，血之精为络眦，肉之精为约束，即眼胞也，裹撷筋骨血气之精，而与脉系上属于脑，后出于项中。因经热蒸开腠理，故风邪得以入之，风热之邪合上攻于目，赤肿疼痛。轻者则为外障，或暴生云翳，重者则积热之甚，陡然痛伤睛也。

## 外障病证

**要诀**　火眼赤肿泪涩痛，硬肿多热软多风，睑粟烂弦鸡蚬肉，努肉赤脉贯瞳睛，血灌瞳人高突起，旋螺尖起蟹睛疼，拳毛风泪风痒极，赤膜下垂黄膜冲。

【解释】风热上攻，目赤肿痛多泪，隐涩难开，火眼也。肿而硬者，属热盛也，宜先下之。肿而软者，属风盛也，宜先发散。两睑上下初生如粟，渐大如米，或赤或白，不甚疼痛，谓之睑生风粟。两睑黏睛，赤烂痒痛，经年不愈，谓之烂弦风，又名赤瞎。睑内如鸡冠，蚬肉翻出，视物阻碍，痛楚羞明，谓之鸡冠蜆肉。此皆脾经风热为病也。两眦筋膜努出，谓之努肉攀睛。两眦赤脉渐渐侵睛，谓之赤脉贯睛。两眼混赤如朱，痛如针刺，谓之血灌瞳人。两眼痒痛，忽然突起，谓之突起睛高。目中大痛，忽生翳膜，状如旋螺，谓之旋螺尖起。目中大痛，忽然瞳睛努如蟹目，谓之蟹睛疼痛，又名损翳。此皆肝、心二经积热也。两睑燥急，睫毛倒刺，谓之倒睫拳毛。两目冲风，泪出涓涓，冬月尤甚，谓之迎风流泪。两目连眦痒极不痛，谓之风痒难任。目中从下忽生黄膜，侵睛疼痛，谓之黄膜上冲。目中从上忽生赤膜，垂下遮睛，谓之赤膜下垂，又名垂帘翳。此皆心、肝、脾三经风热为病也。

## 内障病证

**要诀** 内障头风五风变，珠白黄绿不光明，头风痛引目无泪，相注如坐暗室中，绿风头旋连鼻痛，两角相牵引目疼，时或白花红花起，同绿黑花为黑风，乌花不旋渐昏暗，黄风雀目久金睛，青风微旋不痒痛，青花转转目昏蒙。

【解释】内障之病，每因头风五风变成。初

病瞳珠渐渐变色，睛里隐隐似翳，或白或黄或绿，虽与不患之眼相似，然无精彩光明射人。病头风者，发则头痛引目无泪，或左目，或右目，或先左目，或后右目，相注不定，如坐暗室之中，此头风伤目之渐也。绿风者，头旋两角连鼻相牵引，目疼痛时，或见起白花、红花，此绿风伤目之渐也。黑风者，证同绿风，时时见起黑花，此黑风伤目之渐也。乌风者，亦同黑风，但不旋晕而见乌花，渐渐昏暗，此乌风伤目之渐也。黄风者，久病雀目，瞳睛金色，此黄风伤目之渐也。青风者，头微旋不痒不痛，但见青花转转，日渐昏蒙，此青风伤目之渐也。

### 菊花通圣散　洗刀散

**要诀**　暴发火眼通圣菊，外障等证减加方，风盛羌加防麻倍，热盛加连倍硝黄，痛生翳膜多伤目，洗刀更入细独羌，玄参木贼白蒺藜，草决蝉蜕蔓青葙。

【解释】菊花通圣散，即防风通圣散加菊花也。洗刀散，即本方更加细辛、羌、独、蔓荆、青葙子等药也。

# 内外障治

**要诀**　外障无寒一句了，五轮变赤火因生，内障有虚心肾弱，故如不病损光明，火能外鉴水内照，养神壮水自收功，五风内变诸翳障，眼科自有法能攻。

【解释】外障目病，子和曰：目不因火不病。所以五轮变赤，气轮白睛，火乘肺也。肉轮目胞，火乘脾也。风轮黑睛，火乘肝也。水轮瞳人，火乘肾也。血轮两眦，火自甚也。故能治火者，一句便了也。治火之法，在药则咸寒吐之下之，在针则神庭、上星、囟会、前项、百会刺之，翳者可使立退，痛者可使立已，昧者可使立明，肿者可使立消矣。内障目病，虽亦无寒，然有虚也。虚或兼热，亦属虚热，故不赤肿疼痛，如不病眼人，但不精彩光明也。心虚则神不足，神者火也，火内暗而外明，故不能外鉴而失其光明也。肾虚则精不足，精者水也，水外暗而内明，故不能内照而失其光明也。心虚者，则养心神；肾虚者，则壮肾水，自可收功于不明也。其五风内变诸翳，如圆翳、冰翳、清翳、涩翳、散翳、横翳、浮翳、沉翳、偃月、枣花、黄心、黑风等翳，俱列在眼科，方书自有治法，难以尽述，此特其大概耳。

# 牙齿口舌总括

**要诀** 牙者骨余属乎肾，牙龈手足两阳明，齿长豁动为肾惫，牙疼胃火风寒虫。不怕冷热为风痛，火肿喜冷得寒疼，寒不肿蛀喜热饮，虫牙蚀尽一牙生。

【解释】牙齿者，骨之余，属乎肾也。若无故齿长，疏豁而动，则为肾衰惫也。上牙龈属足阳明，下牙龈属手阳明。牙痛皆牙龈作痛，惟寒牙痛，则为客寒犯脑，多头连齿痛，为寒邪也，故喜热饮，不肿不蛀也。余者，皆为胃火、邪风、湿热也。火牙疼多肿喜饮冷，得寒则更疼者，雠仇之意也。虫牙则一牙作痛，蚀尽一牙，又蚀一牙作痛也。

## 骨槽风　牙疳疮

**要诀** 骨槽龈颊肿硬疼，牙龈腐烂出血脓，牙疳肿硬溃血臭，皆因痘疹癖疾成。

【解释】骨槽风者，牙龈连颊硬肿疼痛，牙龈腐烂，出血脓也。牙疳，以骨槽溃后肿硬不消，然出臭血，而不出脓水也，且皆痘疹癖疾之后而成也。

## 清胃散

**要诀** 清胃血分火牙痛，生地归连升牡饶，气分宜加荆防细，积热凉膈入升膏。

【解释】胃火牙痛，赤肿出血者，则为血分，宜用清胃散，即生地、当归、黄连、升麻、牡丹皮也。饶者，倍加升麻、丹皮也。若肿痛牙龈不出血者，则为气分，宜加荆芥、防风、细辛，以散其热。若肠胃积热，肿痛烂臭，宜用凉膈散加升麻、石膏，以下其热可也。

### 温风散

**要诀** 温风风牙归芎细，荜茇藁芷露蜂房，寒牙痛加羌麻附，半服含漱吐涎良。

【解释】不甚肿痛，不怕冷热，为风牙痛，宜用温风散。即当归、川芎、细辛、荜茇、藁本、白芷、露蜂房也。不肿痛甚，喜饮热汤，为寒牙痛，宜本方再加羌活、麻黄、川附子温而散之。二方俱服一半，含漱一半，连涎吐之自好也。

### 一笑丸　玉池散　熏药

**要诀** 诸牙椒巴饭丸咬，玉池藁芷骨槐辛，归芎大豆升防草，虫牙葱韭子烟熏。

【解释】诸牙，谓诸牙痛也。均宜一笑丸，即川椒七粒为末，巴豆一粒去皮研匀，饭为丸，绵裹咬痛处，吐涎即止。均宜用玉池散，即藁本、白芷、地骨皮、槐花、细辛、当归、

川芎、黑豆、升麻、防风、甘草、煎汤，热漱
冷吐。虫牙亦宜此咬漱。更须用韭子或葱子，
置小炉中烧之，搁在大水碗内，复以漏斗，口
向虫牙痛处熏之，其虫极小，皆落水碗之中，
累效。

### 芜荑消疳汤

**要诀** 牙疳虽有专科治，然皆未晓累攻
神，能食便软犹当下，雄荑黄荟二连芩。

【解释】牙疳一病，杀人最速，虽有专科，
然皆未晓累攻之法。累攻者，今日攻之，明日
又攻之，以肿硬消，黑色变，臭气止为度。若
不能食，或隔一日，或隔二三日攻之，攻之后
渐能食，不必戒口，任其所食。虽大便溏，仍
量其轻重攻之，自见其神。若竟不思食，难任
攻下，则死证也。攻药用芜荑消疳汤，即雄
黄、芜荑、生大黄、芦荟、川黄连、胡黄连、
黄芩也。

## 口舌证治

**要诀** 唇口属脾舌属心，口舌疮糜蕴热
深，口淡脾和臭胃热，五味内溢五热淫。木舌
重舌舌肿大，唇肿唇疮紧茧唇，暴发赤痛多实
热，淡白时痛每虚因。

【解释】口舌生疮糜烂，名曰口糜，乃心、脾二经蕴热深也。平人口淡，故曰脾和。口出气臭，则为胃热。不因食五味而口内溢酸味者，乃肝热淫脾也。苦味者，心热淫脾也。甘味者，本经热自淫也。辛味者，肺热淫脾也。咸味者，肾热淫脾也。木舌，谓舌肿硬不痛也。重舌，谓舌下肿似舌也。舌肿，谓舌肿大也。唇肿，谓唇肿痛厚也。唇疮，谓唇肿溃裂成疮也。紧茧唇，谓唇紧小燥裂也。以上之证，皆属心、脾、胃经蕴热。若暴发赤肿痛甚，多为实热，宜以凉膈散、栀子金花汤，急下其热，可即愈也。若日久色淡疮白，时痛不痛，每属虚热，宜清心莲子饮、知柏四物汤，补中兼清可也。或服凉药久不愈者，以七味地黄汤冷服，引火归原。不效甚者，加附子可立愈也。

## 咽喉总括

**要诀** 胸膈风热咽喉痛，邪盛单双乳蛾生，热极肿闭名喉痹，语言难出息不通，痰盛涎绕喉间响，内外肿闭缠喉风，喉痹缠喉皆危证，溃后无脓肿闭凶。

【解释】胸膈上有风热，则咽喉肿痛，风热

之邪若盛，则生单双乳蛾，在会厌两傍高肿似乳蛾，故名也。热极则肿闭，汤水不下，言语难出，呼吸不通，名曰喉痹。若热极更兼痰盛，则痰涎绕于喉间，声响咽喉，内外肿闭，汤水不下，名曰缠喉风，皆危病也。或服药、或吹药、或针刺，溃破出脓血则愈。若溃后不出脓血，仍然肿闭，汤水不下则死矣。

### 如意胜金锭　雄黄解毒丸

**要诀**　咽痛消毒凉膈散，单双乳蛾刺血痊，喉痹缠喉胜金锭，急攻痰热解毒丸，昏噤牙关汤不下，多鼻吹灌度喉关，吐下之后随证治，溃烂珍珠散上安。

【解释】咽喉初起肿痛，宜用消毒凉膈散，即防风、荆芥、牛蒡子、栀子、连翘、薄荷、黄芩、甘草、大黄、芒硝也。单双乳蛾，则刺少商出血，在左刺左，在右刺右，在左右刺左右也。喉痹、缠喉初起，病势未甚，或状如伤寒，宜服如意胜金锭，即硫黄、川芎、腊茶、火硝、薄荷、生川乌、生地黄各等分为末，葱自然汁合为锭，重一钱，薄荷汤磨化服，甚者连进三次。若痰涎壅盛，喉间内外肿闭，汤水难下，病势危急，宜用雄黄解毒丸，即雄黄水飞，郁金细末，各二钱半，巴豆仁肥白者十四粒，微去油，以成散为度，合均，醋糊为丸，如绿豆，茶清下七丸，便利吐痰则愈。若昏冒牙关噤急，汤不能下，将药用醋化开十丸，按中风门之法，嗜入鼻内，吐下则愈，其后随证调治可也。若虽愈咽喉溃烂，以珍珠散上之即好。

### 吹喉七宝散

**要诀** 咽喉诸证七宝散，消皂蝎雄硼二矾，细研如尘取一字，吹中患处效如神。

【解释】咽喉诸证，谓咽喉肿痛，单双乳蛾，喉痹，缠喉也。七宝散，即火硝、牙皂、全蝎、雄黄、硼砂、白矾、胆矾也。

# 肩背总括

### 通气防风汤

**要诀** 通气太阳肩背痛，羌独藁草蔓防芎，气滞加木陈香附，气虚升柴参芪同，血虚当归白芍药，血瘀姜黄五灵红，风加灵仙湿二术，研送白丸治痰凝。

【解释】李杲羌活胜湿汤，又名通气防风汤，治太阳经风湿肩背痛，即羌活、独活、藁本、甘草、蔓荆子、防风、川芎也。兼气郁滞痛者，则常常作痛，加木香、陈皮、香附也。气虚郁痛者，则时止时痛，加升麻、柴胡、人参、黄芪也。血虚郁痛者，则夜甚时止，加当归、白芍药也。血瘀郁痛者，则夜痛不止，加姜黄、五灵脂、红花也。风气郁盛者，痛则项肩强，加威灵仙也。湿气郁甚者，痛则肩背重，加苍术、白术也。痰风凝郁者，痛则呕眩，用本汤研送青州白丸子也。

## 心腹诸痛总括

**要诀** 心痛歧骨陷处痛，横满上胸下胃脘，当脐脾腹连腰肾，少腹小大肠胁肝。虫痛时止吐清水，痓即中恶寒外干，悸分停饮与思虑，食即停食冷内寒，水停痰饮热胃火，气即气滞血瘀缘，随证分门检方治，真心黑厥至节难。

【解释】歧骨陷处痛，名心痛。横满连胸，名肺心痛；下连胃脘，名胃心痛；连脐，名脾心痛；连腰，名肾心痛；连少腹，名大肠小肠痛；连胁，名肝心痛；时止吐清水，名虫心痛；中恶腹痛，名痓痛；寒邪外干，名中寒痛；悸而痛，名悸心痛；水停心下，属饮也。思虑伤心，属伤也。停食痛，停水痛，停痰痛，胃火痛，气滞痛，血瘀痛，皆不死之证也，当分门施治。惟真心痛，面色黑，四肢逆冷至节，死证也。

## 化滞丸　清中汤

**要诀**　攻湿积热求化滞，攻寒积水备急丹，火痛二陈栀连蔻，虫用乌梅饮控涎。

【解释】化滞丸，成方也。清中汤，即陈皮、半夏、茯苓、甘草、姜炒山栀、黄连、草豆蔻也。

## 木香流气饮

**要诀**　七情郁结流气饮，思虑悸痛归脾汤，内寒理中外五积，痃痛备急血抵当。

## 小建中汤

**要诀**　木来乘土腹急痛，缓肝和脾小建中，血虚寒痛羊肉治，气虚理中加陈青。

【解释】羊肉，谓羊肉汤也。

## 乌头栀子汤

**要诀**　劫诸郁痛乌栀子，劫而复痛入元明，已经吐下或虚久，急痛欲死求鸦鸣。

【解释】诸郁，谓诸寒火郁而痛也。寒多炮川乌为主，热多姜炒栀子为主。元明，元明粉也。鸦鸣，谓以真鸦片末，或加麝香少许，饭丸如桐子大，每服三五丸引。在本草，名一粒金丹。

# 胸胁总括

## 栝楼薤白白酒汤　栝楼薤白半夏汤

**要诀**　栝楼薤白白酒汤，胸痹胸背痛难当，喘息短气时咳唾，难卧仍加半夏良。

【解释】栝楼薤白白酒汤，即瓜蒌实、小根蒜，水白酒煎也。

## 颠倒木金散

**要诀**　胸痛气血热饮痰，颠倒木金血气安，饮热大陷小陷治，顽痰须用控涎丹。

【解释】胸痛之证，须分属气、属血、属热饮、属老痰。颠倒木金散，即木香、郁金也。属气郁痛者，以倍木香君之。属血郁痛者，以倍郁金君之。为末，每服二钱，老酒调下。虚者，加人参更效。胸中有痰饮热作痛者，轻者小陷胸汤，重者大陷胸汤、丸治之。若吐唾稠黏痰盛，则用控涎丹。

## 枳芎散　枳橘散　柴胡疏肝汤　加味逍遥散　左金丸　当归龙荟丸

**要诀**　胁痛左属瘀留血，轻金芎枳草重攻，右属痰气重逐饮，片姜橘枳草医轻，肝实太息难转侧，肝虚作痛引肩胸，实用疏肝柴芎草，香附枳陈与川芎，肝虚逍遥加芎细，陈皮生姜缓其中，肝虚左金实龙荟，一条扛起积食攻。

【解释】左属瘀血，轻，谓瘀血轻者，宜用枳芎散。重攻，谓瘀血重者，宜以攻血之剂也。枳芎散，即枳壳、抚芎、郁金、甘草也。右属痰气重逐饮，谓以控涎、十枣逐痛之重者也。枳橘散，即枳壳、橘皮、片子姜黄、甘草，医痛之轻者也。柴胡疏肝散，即柴胡、白芍、甘草、香附、枳壳、陈皮、川芎也。逍遥散，即白术、茯苓、当归、白芍、柴胡、炙草、薄荷少许，加川芎、细辛、陈皮、生姜也。左金，即左金丸，吴茱萸、黄连也。肝实火旺者，当归龙荟丸。积食者，以化滞丸。积饮者，以控涎丹。

## 腰痛总括

要诀　腰痛肾虚风寒湿，痰饮气滞与血瘀，湿热闪挫凡九种，面忽红黑定难医。

【解释】腰痛之证，其因不同，有肾虚、有风、有寒、有湿、有痰饮、有气滞、有血瘀、有湿热、有闪挫，凡患腰痛极甚，而面色忽红忽黑，是为心肾交争，难治之证也。

## 安肾丸

**要诀** 腰痛悠悠虚不举，寄生青娥安肾丸，胡芦骨脂川楝续，桃杏茴苓山药盐。

【解释】寄生，谓独活寄生汤。青娥丸，即补骨脂、杜仲、核桃仁也。安肾丸，即胡芦巴、补骨脂、川楝肉、川续断、桃仁、杏仁、小茴香、茯苓、山药也。盐，盐汤为引也。

## 羌活胜湿汤　通经丸

**要诀** 腰痛属寒得热减，五积吴萸桃杜安，寒湿重著胜湿附，内实通经硫面牵，风痛无常掣引足，经虚当用寄生疼，经实非汗不能解，续命汤加牛杜穿。

【解释】五积散，加吴茱萸、桃仁、杜仲。羌活胜湿汤，即防风通气汤加附子也。通经丸，即硫黄、黑牵牛头末，麦面合丸煮，浮起服，方出《本草》。小续命汤加牛膝、杜仲、炒穿山甲也。

## 通气散　活络丹

**要诀** 气滞闪挫通气散，木陈穿索草茴牵，血瘀不移如锥刺，日轻夜重活络丹。

【解释】通气散，即木香、陈皮、穿山甲、元胡索、甘草、小茴香、白牵牛也。活络丹，即川乌、草乌、南星、地龙、乳香、没药也。加五灵脂、麝香尤效。

## 苍柏散　煨肾散

**要诀**　湿热热注足苍柏，二妙牛杜己瓜芎，腰如物覆湿痰畜，煨肾椒盐遂有功。

【解释】苍柏散，即苍术、黄柏、牛膝、杜仲、防己、木瓜、川芎也。煨肾散，即猪腰子剖开，入川椒、食盐、甘遂末，湿纸裹煨，熟酒食之。

## 小便闭癃遗尿不禁总括

**要诀**　膀胱热结为癃闭，寒虚遗尿与不禁，闭即尿闭无滴出，少腹胀满痛难伸，癃即淋沥点滴出，茎中涩痛数而勤，不知为遗知不禁，石血膏劳气淋分。

【解释】膀胱热结，轻者为癃，重者为闭。膀胱寒虚，轻者为遗尿，重者为不禁。闭者，即小便闭无点滴下出，故少腹满胀痛也。癃者，即淋沥点滴而出，一日数十次，或勤出无度，故茎中涩痛也。不知而尿出，谓之遗尿。知而不能固，谓之小便不禁。

## 小便闭遗尿死证

**要诀**　呕哕尿闭为关格，若出头汗命将倾，伤寒狂冒遗尿死，尿闭细涩不能生。

【解释】上为呕哕不入，下为小便不通，则阴阳之气关格，若出头汗，则为阳绝，故命倾也。伤寒狂冒属阳邪盛，遗尿属阴不守，若尿闭脉细涩，知阴亦竭，故俱死也。

## 治癃闭熨吐汗三法

**要诀** 阴阳熨脐葱白麝，冷热互熨尿自行，宣上木通葱探吐，达外葱汤熏汗通。

【解释】用葱白一斤细锉，入麝香五分拌匀，分二包置脐上，先以炭火熨斗熨之，半炷香时换一包，以冷水熨斗熨之，互相递熨，以尿通为度。服诸药不效，或服药即时吐出，或服攻下药不利，宜用宣上法：以木通、老葱煎汤服，顷时探吐，再服再吐，以尿通为度。服诸药不效，或身无汗，宜用达外法：以葱汤入木桶内，令病人坐于杌上，没脐为度，匝腰系裙以覆之，少时汗出，其尿自出。欲尿时不可出桶，即于桶内尿之，恐出桶，气收而尿又回也。

## 小便不通

### 通关丸

**要诀** 热实不化大便硬，癃闭八正木香痊，阳虚不化多厥冷，恶寒金匮肾气丸。阴虚不化发午热，不渴知柏桂通关，气虚不化不急满，倦怠懒言春泽煎。

【解释】小便不通，热实者，宜用八正散加木香。阳虚者，宜用金匮肾气丸。阴虚者，宜用通关丸，即知母、黄柏、肉桂少许也。气虚宜用春泽汤，即五苓散加人参也。

### 八正散

**要诀** 石淋犹如硷结铛，是因湿热炼膀胱，一切热淋八正扁，通滑栀瞿草车黄。

【解释】八正散，即萹蓄、木通、瞿麦、栀子、滑石、甘草、车前子、大黄也。

### 小蓟饮子

**要诀** 血淋心遗热小肠，实热仍宜下之良，清热小蓟栀滑淡，归藕通蒲草地黄。

【解释】淡，淡竹叶也。藕，藕节也。蒲，蒲黄也。

### 海金沙散　鹿角霜丸

**要诀** 膏淋尿浊或如涕，精尿俱出海草滑，热盛八正加苍术，虚用秋苓鹿角佳。

【解释】海，海金沙也。秋，秋石也。苓，茯苓也。鹿角，鹿角霜。糯米糊为丸也。

### 加味八正散

**要诀** 气淋肺热难清肃，八正石韦木葵沉，内伤气虚不能化，五苓益气自通神。

【解释】八正散，加石韦、木香、冬葵子、沉香、五苓，合补中益气汤。

### 补中益气汤合五苓散　清心莲子饮

要诀　劳淋内伤补中苓，肾气知柏过淫成，劳心清心莲地骨，芪苓车麦草参苓。

【解释】内伤劳脾，用补中益气汤合五苓散。劳肾阳虚，用金匮肾气汤。阴虚，用知柏地黄汤。思虑劳心，用清心莲子饮，是方即莲子、地骨皮、黄芪、黄芩、车前子、麦门冬、生甘草、人参、白茯苓也。

### 琥珀散

要诀　痰淋七气白丸子，热燥清热用滋阴，诸淋平剂琥珀木，葵蓄通滑归郁金。

【解释】七气汤见诸气门。青州白丸子见类中风门。滋阴，通关丸也。木，木香也。葵，冬葵子也。

### 桂附地黄丸　补中益气汤加白果方
### 坎离既济汤加山萸肉五味子方

要诀　遗尿不禁淋尿白，桂附补中白果煎，补之不应或尿赤，生地知柏萸味攒。

【解释】遗尿不禁，及诸淋、尿色白者，皆属寒虚。寒者，用桂附地黄汤加白果。虚者，用补中益气汤加白果。凡遗尿不禁、诸淋、尿色赤者，或补之不应者，亦有热虚，用坎离既济汤，即生地、知母、黄柏，加山萸肉、五味子也。

## 大便燥结总括

**要诀** 热燥阳结能食数，寒燥阴结不食迟，实燥食积热结胃，食少先硬后溏脾；气燥阻隔不降下，血燥干枯老病虚，风燥久患风家候，直肠结硬导之宜。

【解释】热燥即阳结也，能食而脉浮数有力，与三阳热证同见者也。寒燥即阴结也，不能食而脉沉迟有力，与三阴寒证同见者也。实燥即胃实硬燥也，与腹满痛同见者也。虚燥即脾虚，先硬后溏之燥也，与少气腹缩同见者也。气燥即气道阻隔之燥也，与噎膈、反胃同见者也。血燥即血液干枯之燥也，与久病老虚同见者也。风燥即久患风病之燥也，从风家治。直肠结，即燥屎巨硬，结在肛门难出之燥也，从导法治之。

## 结燥治法

**温脾汤　握药法**

**要诀** 热实脾约三承气，寒实备急共温

脾，大黄姜附桂草朴，寒虚硫半握药医，虚燥
益气硝黄入，血燥润肠与更衣，气燥四磨参利
膈，风燥搜风顺气宜。

【解释】温脾汤，即大黄、干姜、附子、肉
桂、甘草、厚朴也。硫半丸，即硫黄、半夏
也。握药，即巴豆仁、干姜、韭子、良姜、硫
黄、甘遂、白槟榔各五分，为末合均，饮和分
二粒，先以花椒汤洗手，麻油涂手心握药，移
时便泻，欲止则以冷水洗手。益气，即补中益
气汤，加大黄、朴硝。润肠丸，即当归、生
地、枳壳、桃仁、火麻仁，各等分为末，蜜
丸，米饮早服。更衣丸，即生芦荟、朱砂末等
分，饭丸，酒服。四磨汤，即人参、乌药、沉
香、槟榔也。参利膈，即人参利膈丸也。搜风
顺气，即搜风顺气丸也。